HÉMIPLÉGIE INFANTILE

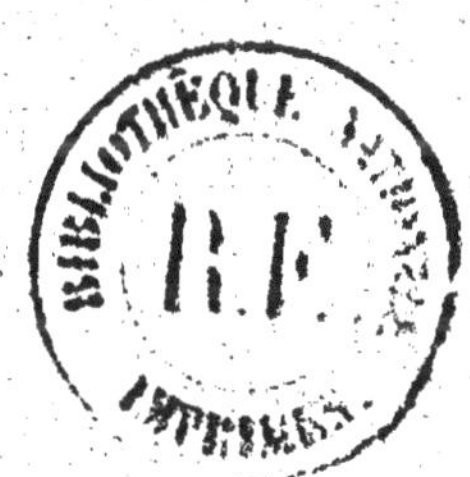

ÉTUDE CLINIQUE

SUR

L'ÉTAT DES MEMBRES HÉMIPLÉGIQUES

PAR

Le Dr Louis FAYOLLE

Ex-Interne des Hôpitaux de Lyon et de la Clinique d'accouchements.

LYON

A. REY, IMPRIMEUR-ÉDITEUR DE L'UNIVERSITÉ

4, RUE GENTIL, 4

1900

HÉMIPLÉGIE INFANTILE

ÉTUDE CLINIQUE

SUR

L'ÉTAT DES MEMBRES HÉMIPLÉGIQUES

HÉMIPLÉGIE INFANTILE

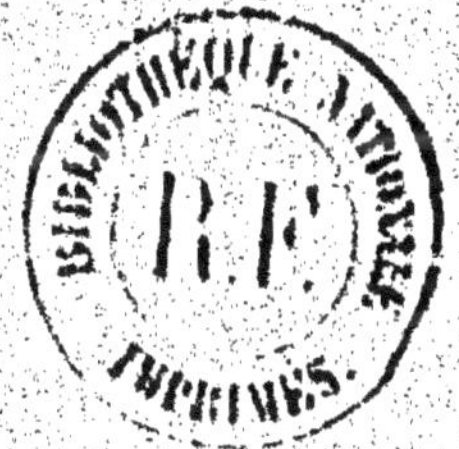

ÉTUDE CLINIQUE

SUR

L'ÉTAT DES MEMBRES HÉMIPLÉGIQUES

PAR

Le Dr Louis FAYOLLE

Ex Interne des Hôpitaux de Lyon et de la Clinique d'accouchements.

LYON

A. REY, IMPRIMEUR-ÉDITEUR DE L'UNIVERSITÉ

4, RUE GENTIL, 4

1900

INTRODUCTION

L'hémiplégie spasmodique infantile est une des formes cliniques des paralysies cérébrales de l'enfance qu'on observe le plus fréquemment. Chez ces sujets arrivés à l'adolescence, ou à l'âge adulte, c'est-à-dire longtemps après le début de leur affection, on constate, du côté des membres atteints, des troubles à peu près définitifs. M. le professeur agrégé Lannois, dont nous avons été l'interne, a appelé particulièrement notre attention sur les troubles trophiques des membres dans l'hémiplégie infantile, troubles si accentués dans quelques cas, si peu marqués dans d'autres, parfois d'aspect si particulier comme les hypertrophies musculaires. Il nous a paru intéressant de rechercher dans les observations d'hémiplégie infantile, en étudiant l'état des membres, quel rapport d'évolution clinique unissent les troubles trophiques et moteurs.

Il est vraisemblable que le degré et la nature des troubles trophiques tiennent à des lésions d'intensité, de localisation et d'étendue variables. Ce sera la constatation que permettront probablement les techniques si nouvelles de l'anatomie pathologique du système nerveux ; mais ne peut-on pas faire actuellement le classement de certaines formes cliniques, alors que les formes anatomiques ne peuvent être encore qu'hypothétiques?

C'est dans le service de M. Lannois que nous avons recueilli la plupart de nos observations, et ses conseils nous ont guidé dans ce travail. Nous lui exprimons au début de cette thèse nos sincères remerciements.

Nous remercions également M. le professeur Lépine pour l'honneur qu'il nous fait en acceptant la présidence de cette thèse.

MM. Pic et Chatin, médecins des hôpitaux, ont mis à notre disposition les observations de leurs malades du Perron. Nous sommes heureux de les remercier.

M. le professeur Poncet, M. le professeur Maurice Polosson, MM. Chappet et Drivon, médecins des hôpitaux, dont nous avons été l'externe. M. le professeur Fochier, M. Gangolphe, chirurgien-major de l'Hôtel-Dieu. MM. Colrat, Audry, Bard, Mouisset, Garel et Bouveret, dans les services desquels nous avons été interne, ont été pour nous des maîtres pleins de dévouement.

A la fin de notre internat, nous nous faisons un devoir de leur exprimer notre bien vive reconnaissance pour leur enseignement, dont ils nous ont fait profiter avec tant de bienveillance.

HÉMIPLÉGIE INFANTILE

ÉTUDE CLINIQUE

SUR

L'ÉTAT DES MEMBRES HÉMIPLÉGIQUES

CHAPITRE PREMIER

HISTORIQUE

Nous ne voulons pas passer en revue tous les documents publiés sur l'hémiplégie infantile, mais seulement noter les acquisitions successives faites par la science au point de vue clinique.

Le peintre Ribera, qui vécut de 1588 à 1656, a représenté dans un de ses tableaux, exposé au musée du Louvre, un sujet atteint de pied bot paralytique. Cet exemple est donné généralement pour prouver qu'à cette époque on connaissait déjà ces cas, mais il est bien probable que depuis une époque beaucoup plus ancienne ils étaient connus mais non étudiés. Cazanoielh, interne de la Salpêtrière, a, le premier, publié, en 1827, un travail sur l'agénésie cérébrale et la paralysie congénitale, dans lequel il parle du défaut de développement des membres et des mouvements involontaires.

En Allemagne, les travaux les plus anciens sont la thèse de Hénoch de 1842 et, en 1860, le traité de Heine, dans lequel cet auteur décrit l'affection qui nous occupe sous le nom de hemiplegia spastica cerebralis, dénomination qui a été conservée.

Au point de vue de l'étude symptomatique pure, l'école française est celle qui a fait faire les plus importants progrès.

M. le professeur Charcot a inspiré sur ce sujet la thèse de Cotard, de 1868, sur l'atrophie cérébrale, celle de Raymond, en 1868, sur l'hémichorée, et enfin celle de Oulmont, de 1878, sur l'hémiathétose. Dans les travaux plus récents, nous trouvons plusieurs publications importantes au point de vue clinique spécial que nous étudions. Forster, dans un travail paru en 1880, étudie plus spécialement les troubles trophiques musculaires de l'hémiplégie infantile. Gaudard, dans une thèse de Genève, en 1884, fait une étude assez complète de l'hémiplégie spasmodique infantile, mais il se préoccupe surtout des cas légers et de leur évolution vers la guérison. Richardière, en 1885, dans une thèse sur les scléroses encéphaliques de l'enfance, étudie l'hémiplégie infantile et signale l'arrêt de développement des membres et les troubles vaso-moteurs.

Les hypertrophies musculaires, dans l'hémiplégie infantile, ont été signalées par Oulmont, Hammond, Marie. De même Carrier, Massalongo, Audry, Simpson, en ont noté dans les diplégies cérébrales avec athétose. La nature et la pathogénie de ces troubles hypertrophiques sont certainement identiques dans les deux cas.

Hartmann, de Nancy, et Zalplachka, de Bucharest, dans des thèses récentes, ainsi que Raymond le conseille, décrivent ensemble les affections spasmo-paralytiques infantiles d'origine cérébrale, dont une des formes cliniques est l'hémiplégie infantile.

Nous pensons, comme eux, qu'il ne faut pas faire de cette dernière une entité morbide.

Dans cette thèse, notre but est d'étudier l'état des membres hémiplégiques à la période où les troubles sont définitivement constitués. Nous terminerons par un chapitre dans lequel nous examinerons sur quelles bases cliniques reposent les hypothèses pathogéniques émises jusqu'à l'heure actuelle pour expliquer l'hémiplégie cérébrale infantile dans ses diverses manifestations.

CHAPITRE II

SYMPTOMATOLOGIE

L'hémiplégie spasmodique infantile date le plus souvent des premiers mois ou des premières années de la vie; elle est quelquefois congénitale ou commence à la naissance du sujet à l'occasion d'une dystocie quelconque. C'est le cas de notre malade de l'observation XIX et probablement aussi de celui de l'observation III. Le début peut passer inaperçu, ou bien il est marqué, soit par une maladie infectieuse déterminée, soit par de la fièvre ou des convulsions. Quoi qu'il en soit, on n'a généralement pas de renseignements précis sur l'état fonctionnel des membres hémiplégiés pendant les premières années qui ont suivi l'apparition de la paralysie.

Le malade explique qu'il a marché tard, qu'il se servait plus habituellement d'une main que de l'autre, mais en général et dans les cas légers, qui sont les plus fréquents, il est peu conscient de son infirmité. En effet, l'inégalité fonctionnelle de ses membres est un état avec lequel il a toujours vécu et auquel il n'a pas eu à s'habituer.

Les malades atteints d'hémiplégie spasmodique infantile sont hospitalisés habituellement soit pour une affection indépendante de leur paralysie, soit pour un symptôme différent, mais de même étiologie, comme les crises convulsives. On voit ainsi, dans les services d'épileptiques, des malades atteints d'hémiplégie infantile qui n'auraient jamais eu recours à un examen médical pour leurs troubles parétiques. Ces cas légers sont les moins connus ; ils ont cependant leur intérêt clinique.

Lorsqu'on examine l'état des membres chez les malades atteints d'hémiplégie spasmodique infantile et arrivés à l'âge adulte, on peut trouver des troubles variés, trophiques, moteurs, vaso-moteurs et sensitifs.

I. Troubles trophiques.

Du côté des membres atteints, on constate fréquemment des troubles trophiques d'un caractère particulier que jamais on ne retrouve dans l'hémiplégie de l'adulte.

Une inégalité de volume existe entre les membres paralysés et ceux du côté opposé, et cette inégalité de volume porte sur toutes les dimensions, longueur et épaisseur des segments de membres. Non seulement tel ou tel muscle est plus mince que son congénère du côté opposé, mais les os eux-mêmes sont plus grêles et plus courts du côté de l'hémiplégie que du côté sain, ce que démontre la mensuration.

Ce fait clinique a frappé tous les auteurs qui ont étudié la question. Pour le caractériser, ils emploient des termes différents; les uns parlent d'atrophie et de raccourcissement, les autres d'anomalies de croissance ou d'arrêt de développement. Gaudard s'exprime ainsi : « Le terme de raccourcissement n'est, au fond, pas exact, puisque l'os ne devient pas moins long, mais subit un arrêt dans croissance. » Forestier fait remarquer que l'atrophie proprement dite est peu marquée, tandis que l'arrêt du développement est prononcé. Les termes dont ces auteurs font usage nous semblent assez bien caractériser le fait clinique, mais pas cependant d'une façon très précise.

Etudions, en effet, chez un enfant atteint d'hémiplégie dans les premières années de sa vie, la croissance et le développement ultérieur de ses membres atteints.

Si on fait continuellement la comparaison du côté sain avec le côté malade, l'inégalité de volume augmente chaque année. Faisant abstraction au contraire du côté sain, on voit que les muscles et les os des membres paralysés ont chaque année un volume un peu plus grand. Chez une de nos malades de l'observation V, nous avons pu avoir les mensurations à deux années de distance pendant la période de croissance, à quatorze ans et à seize ans. Du côté de l'hémiplégie, le bras présentait comme circonférence à la première mensuration 22 centimètres et, à la seconde 28 centimètres ; de même l'avant-bras 20 centimètres, puis 22. Le côté sain avait augmenté de volume dans les mêmes proportions, de sorte qu'à ces deux âges, la différence était la même entre les deux membres supérieurs. Cet exemple répond à une règle générale de la croissance chez les enfants hémiplégiques. Ce n'est donc pas un arrêt, mais une imperfection de développement des muscles et du squelette. Dans la description des troubles trophiques, nous nous servions néanmoins du terme d'atrophie pour nous conformer à l'usage.

Troubles trophiques musculaires. — Les troubles de nutrition peuvent porter sur tous les muscles, depuis la racine du membre jusqu'à son extrémité, mais les variétés cliniques sont nombreuses, suivant que telle partie du membre est atteinte avec plus ou moins d'intensité. Il existe des formes dans lesquelles les groupes musculaires sont tous atteints, c'est ce qu'expriment les auteurs en disant que le membre est frappé en masse.

En général, c'est le membre supérieur qui présente cette forme d'atrophie où toutes les masses musculaires sont atteintes depuis celles de l'épaule jusqu'aux mains. Chez nos malades des observations II, V et X, il existe une légère différence de volume entre les deux membres supérieurs, et cette inégalité de volume se retrouve sur toute la longueur de ce membre, à l'épaule, au bras, à l'avant-bras et à la main. Chez le malade de l'observation I, le membre inférieur, comme le membre supérieur, est atteint sur toute sa longueur. Quand on examine ces malades, on serait souvent embarrassé de dire s'il y a une différence entre les membres d'un côté et de l'autre. Cela tient à ce que les muscles sont atteints dans une certaine mesure proportionnelle à leur volume et que la forme du membre est conservée.

Dans la plupart des cas, on constate que tous les muscles sont atteints, mais que certains groupes musculaires le sont plus fortement. En général, ce sont les muscles de l'extrémité d'un membre qui sont le plus fortement atteints, surtout les muscles de l'avant-bras et de la main comme chez nos malades des observations XI et XII, mais nous voyons que, chez ces mêmes sujets, toute l'étendue du membre est atteinte par l'atrophie, puisque les muscles de l'épaule sont moins volumineux du côté de l'hémiplégie que du côté sain. Les troubles trophiques musculaires peuvent avoir une intensité très variable, et en général ils sont plus prononcés au membre supérieur. Il est exceptionnel qu'ils manquent complètement.

Il faut tenir compte de certains troubles trophiques particuliers qui provoquent dans les muscles un développement de tissu adipeux, compensant pour ainsi dire le développement insuffisant des fibres musculaires. Ces faits ont été démontrés par des constatations anatomiques faites sur le vivant.

Par conséquent, chez un malade atteint d'hémiplégie cérébrale infantile, lorsqu'un groupe musculaire, un muscle même a le même volume que celui du côté opposé, on ne doit pas en conclure d'une façon absolue que sa nutrition a été normale.

Cette dystrophie particulière peut arriver à donner à certains muscles un volume plus considérable que celui des muscles correspondants du côté sain. Ce sont les pseudo-hypertrophies musculaires. Nous arrivons ainsi à parler des cas si particuliers où l'on a constaté non seulement cliniquement, mais anatomiquement une véritable hypertrophie musculaire du côté des membres hémiplégiques.

Troubles hypertrophiques. — Les cas d'hypertrophie musculaire dans l'hémiplégie infantile sont peu nombreux.

Cette hypertrophie musculaire vraie peut porter sur tous les muscles du membre; elle atteint parfois un degré manifeste à la simple inspection. A la mensuration des segments de membres, on trouve parfois une différence de 1 ou 2 centimètres en faveur du côté hémiplégique.

Les deux malades de nos observations XVIII et XIX ont de l'hypertrophie musculaire vraie.

Chez la première, le membre supérieur est manifestement plus volumineux du côté hémiplégique. On trouve 1 centimètre de différence dans la circonférence des deux membres, au niveau du bras et de l'avant-bras, et cette différence est en faveur du côté atteint. Les muscles de l'épaule sont plus épais de ce côté et, cependant, ils ne sont pas contracturés.

La malade de l'observation XIX a de l'hypertrophie musculaire vraie avec augmentation de la force musculaire, ce qui indique bien que l'augmentation de volume est due à des fibres musculaires. Cette hypertrophie est à peine sensible au membre inférieur; cependant la malade dit bien qu'elle porte une chaussure plus large de ce côté. Au membre supérieur, cette hypertrophie est manifeste à la vue, et, à la mensuration, on a une différence de 2 centimètres au bras et de 1 centimètre à l'avant-bras, en faveur du côté atteint.

Ces cas présentent un intérêt scientifique tout particulier surtout si, comme l'a fait le premier notre maître M. Lannois, on les rapproche d'autres faits cliniques avec lesquels ils coïncident souvent ; nous voulons dire l'hypertrophie du testicule et de la mamelle.

Bourneville a constaté chez un malade atteint d'hémiplégie cérébrale infantile, et du côté de l'hémiplégie, une hypertrophie du testicule.

Leblais rapporte un cas d'hypertrophie de la mamelle, et on trouvera dans nos observations XVII, XVIII et XIX trois cas analogues, dont deux ont été présentés par M. Lannois à la Société des sciences médicales de Lyon.

Nous avons tenu à rapporter ici ces faits, qui ne rentrent pas directement dans notre étude clinique, mais qui devaient être rapprochés des hypertrophies musculaires au point de vue pathogénique.

Troubles trophiques osseux. — Dans l'hémiplégie infantile, les os des membres comme les muscles arrivent rarement à un développement parfait.

Ce n'est pas seulement leur longueur qui est modifiée, mais leur forme générale est changée ; la diaphyse est moins épaisse ; les épiphyses ont des saillies moins accentuées.

Ces caractères, très évidents sur le squelette sont moins apparents sur le vivant, mais on peut cependant s'en rendre compte par la forme des membres. C'est ainsi qu'on a cet aspect particulier de la main, cette griffe spéciale par atrophie du tissu osseux et des éminences articulaires, que Bouchard a si bien mis en évidence quand il dit : « Chez ces malades, la main est fléchie, mais sans angles ni saillies, formant une courbe insensible de l'avant-bras au bout des doigts. »

La longueur des os du squelette présente entre les deux côtés une différence souvent légère surtout au membre inférieur, parfois plus accentuée. Elle se répartit sur les divers segments et peut atteindre, pour tout le membre supérieur, de 1 à 6 centimètres. Ainsi, chez nos malades des observations IV et X, il y a 6 centimètres de différence dans la longueur des deux membres supérieurs. Cette atrophie osseuse porte habituellement sur tous les segments du membre; dans la plupart de nos observations, le bras, l'avant-bras et la main sont atteints.

Parfois, le bras a une longueur égale à celui du côté sain et l'atrophie porte seulement sur l'avant-bras et la main comme dans l'observation VI.

Schroder van der Kolk dit que, dans certains cas, les troubles de nutrition sont plus accentués à la racine du membre pour les os, et à son extrémité pour les muscles.

Nous n'avons pas rencontré de cas analogues.

Ostéotrophies hypertrophiques. — Dans l'hémiplégie infantile peut-on rencontrer, comme les troubles hypertrophiques des muscles, des troubles hypertrophiques des os? Cette question nous a paru intéressante à étudier en nous basant sur les données de la littérature médicale et sur nos propres observations.

Les différents travaux sur l'hémiplégie infantile ne parlent pas d'ostéotrophies hypertrophiques. Une thèse de Lyon de cette année, celle de Guéneau, étudie par la radiographie les ostéotrophies nerveuses, et à ce propos passe en revue les cas signalés dans la science. On y trouve citées plusieurs observations d'ostéotrophies hypertrophiques dans les lésions du système nerveux, mais aucune par lésion cérébrale et, dans ses conclusions, l'auteur de cette thèse admet que les troubles trophiques osseux à processus hypertrophique indiquent toujours une lésion portant sur le système nerveux périphérique. Chez les deux malades de nos observations XVIII et XIX, qui présentent de l'hypertrophie musculaire, nous avons recherché l'état du squelette des membres supérieurs comparativement entre les deux côtés sain et hémiplégique. Chez la première, les mensurations n'étaient pas en faveur d'une hypertrophie osseuse, mais chez la seconde, au contraire, nous avons pensé que l'hypertrophie du membre supérieur portait en partie sur le squelette, car la circonférence du poignet était de 16 centimètres à gauche et de 15 centimètres seulement à droite, qui est le côté sain. Comme, à ce niveau, les parties molles sont peu abondantes, il était naturel d'admettre que les os du carpe étaient plus volumineux à gauche qu'à droite. Pour vérifier ce point intéressant, nous avons eu recours à la radiographie, et on trouvera à la fin de cette thèse la photographie radiographique des deux mains de la malade de l'observation XIX.

A l'examen de cette épreuve on constate immédiatement à l'inspection, que les os du carpe, le radius et le cubitus sont plus volumineux du côté gauche. A la mensuration des os sur l'épreuve photographique, on trouve une différence de 6 millimètres en faveur du côté gauche, et cette différence se retrouve au niveau du carpe et au niveau de l'extrémité des os de l'avant-bras.

Il s'agit donc bien dans ce cas d'un processus hypertrophique osseux par lésion cérébrale, mais il est évident que cette hypertrophie est légère, et que les cas de ce genre doivent être des cas rares en clinique.

M. Destot admet que dans ce cas il s'agit d'un processus hypertrophique simple, sans altération du tissu osseux, c'est-à-dire sans dystrophie.

Troubles trophiques cutanés. — Dans l'hémiplégie infantile on peut avoir des troubles trophiques du côté des téguments, c'est un aspect spécial de la peau, qui est dépourvue de poils et présente une surface lisse et comme enduite d'un vernis.

Parfois le derme et le tissu cellulaire sous-cutané sont épaissis. Dans une observation d'hémiplégie infantile, Gibotteau a noté un véritable état myxœdémateux des membres hémiplégiques.

L'épiderme est parfois fendillé et présente une coloration anormale, rosée ou rouge. Notre malade de l'observation V a eu des engelures persistantes à la main du côté de son hémiplégie.

II. Troubles moteurs

Dans l'hémiplégie datant de l'enfance, on peut trouver du côté des membres atteints, comme troubles moteurs, des paralysies ou parésies, et des contractures avec les attitudes vicieuses qui en sont la conséquence, des modifications des réflexes, enfin des mouvements involontaires.

Paralysies et parésies. — Pour se rendre un compte exact du degré de parésie des groupes musculaires, la méthode la plus parfaite consiste à chercher, par la production de mouvements passifs, à juger de la force de résistance que le malade peut opposer volontairement. Chez les malades dont l'intelligence est intacte, en comparant immédiatement chaque mouvement particulier du côté sain et du côté hémiplégié, on peut apprécier des différences très faibles de la force musculaire : c'est ce que nous avons fait chez tous nos malades.

Gaudard prétend que la paralysie est invariablement localisée au membre supérieur dans le groupe du nerf radial, et au membre inférieur dans le groupe du sciatique poplité externe. Marie rejette cette opinion et nous sommes de cet avis.

Le résultat de nos observations est que, le plus souvent, tous les muscles des membres sont atteints par la paralysie, mais que la plupart le sont d'une façon très légère.

Fréquemment la paralysie est localisée, et, d'une façon constante, elle prédomine dans certains groupes musculaires dont dépendent les mouvements suivants :

Au membre supérieur, les mouvements de latéralité du doigt, l'abduction et l'extension du premier métacarpien, ainsi que l'adduction ou mouvement d'opposition du pouce ;

La supination de la main et de l'avant-bras, l'élévation du bras et sa rotation en dehors.

Comme le fait observer Mann, la supination est rarement exécutée par les seuls muscles supinateurs. En même temps que ces muscles se contractent, les groupes musculaires qui produisent la rotation externe du bras et la projection de l'épaule en dehors entrent simultanément en contraction.

C'est ce mouvement d'ensemble qui forme la rotation en dehors du membre supérieur, et qui est plus spécialement atteint. Au membre inférieur, les mouvements les plus faibles sont :

L'abaissement du bord interne et le relèvement du bord externe du pied ;

La flexion du pied ;

La flexion de la jambe et de la cuisse ;

L'abduction de la cuisse.

Dans beaucoup de cas, quelques-uns seulement de ces mouvements sont ou impossibles ou affaiblis. L'abduction et l'extension du pouce se font incomplètement chez le malade de l'observation I. Chez d'autres, ce sont les mouvements de latéralité des doigts et d'extension du poignet qui sont affaiblis (obs. II).

Chez le malade de l'observation III, ces mouvements, ainsi que la supination, sont impossibles.

La malade de l'observation VI peut faire tous les mouvements, sauf rapprocher les doigts lorsqu'ils sont écartés.

Dans les observations IX et XII, il s'agit de sujets chez lesquels tous les mouvements énumérés plus haut sont impossibles, et la plupart ne peuvent faire que de très légers mouvements, surtout des mouvements de flexion. Ils ont parfois beaucoup de peine à serrer ou à tenir un objet ; le malade de l'observation XII ne peut même pas se servir de sa main.

Dans ce dernier cas, l'impotence est due en partie aux contractures musculaires, qui gênent considérablement la recherche de la force musculaire.

Contractures. — Les contractures musculaires sont assez fréquentes dans l'hémiplégie infantile, et portent en général sur les muscles fléchisseurs au membre supérieur et sur les muscles extenseurs au membre inférieur.

Elles existent habituellement à l'état permanent, opposant aux tentatives faites pour les supprimer une résistance qu'on peut vaincre seulement sous anesthésie. Quelquefois même avec ce moyen on ne peut les faire céder. C'est qu'il s'agit alors de véritables rétractions musculaires et tendineuses, qui ont remplacé peu à peu les simples contractures.

Dans un certain nombre de cas, les contractures sont légères et variables d'intensité suivant certaines influences, pouvant même disparaître complètement d'une façon intermittente.

Les causes qui les diminuent ou les suppriment sont en général la chaleur et le sommeil. Au contraire, le froid, l'exposition des membres à l'air, les attouchements de la peau, font apparaître ou augmentent les contractures.

Taylor cite le cas d'un enfant chez lequel, à la suite d'un bruit inattendu ou d'une légère tape sur la tête, on voyait le membre supérieur paralysé être vivement projeté en dehors et former un angle droit avec le tronc.

Quelquefois ces contractures intermittentes peuvent occuper successivement certains groupes musculaires, passant brusquement de l'un à l'autre ; le pied pourra être en position normale puis devenir varus et varus équin, pour revenir ensuite à sa position primitive.

Benedict a remarqué que les doigts de certains malades, fixes dans la contracture de flexion, étaient capables, à un moment donné, de déployer une agilité articulaire très remarquable. Parfois les doigts passent brusquement et convulsivement de l'extension à la flexion, c'est ce que Charcot avait décrit sous le nom de phénomène du doigt à ressort.

Ces contractures particulières sont un premier degré des troubles moteurs que nous aurons encore à décrire, les mouvements involontaires.

La malade de notre observation XV présente justement un exemple de cette transition entre les contractures intermittentes et les mouvements athétoïdes. Le membre supérieur présente à certains moments des contractures un peu prolongées mais passagères de certains muscles, qui lui donnent un aspect particulier qu'on peut qualifier d'attitude athétoïde.

Hypertonie. — Les membres hémiplégiques présentent en général une exagération du tonus musculaire qui se manifeste par la contracture de certains muscles.

Cette exagération du tonus musculaire peut être moins marquée, et les muscles conservent alors leur longueur normale. Il s'agit, dans ce cas, de raideur musculaire ou d'hypertonie. Cette hypertonie n'est pas toujours facile à mettre en évidence car, pour affirmer son existence, il faut constater qu'elle persiste alors que le malade cesse tout effort de volonté. Chez quelques-uns de nos malades, dont les facultés sont très obtuses, cette recherche ne pouvait donner aucun résultat. Parmi les autres, nous avons examiné chez ceux qui n'ont pas de contractures quel était l'état du tonus musculaire. Lorsqu'il y a hypertonie marquée, le malade peut s'en rendre compte par lui-même, et lorsqu'il accomplit un mouvement volontaire, il accuse une certaine raideur des membres, qui les rend malhabiles. Si l'hypertonie est plus légère, il faut, pour la mettre en évidence, recommander au malade de supprimer tout effort de volonté. On cherche alors à imprimer des mouvements passifs aux segments de membres les uns sur les autres, à la main par exemple, en immobilisant l'avant-bras. Si le tonus musculaire est augmenté, les mouvements ainsi produits ont moins d'amplitude et se font plus lentement. On peut juger par comparaison avec le membre sain, dont le tonus musculaire est normal.

Chez notre malade de l'observation XV, il existe au repos une hypertonie notable des membres hémiplégiques. D'une façon intermittente et à l'occasion des mouvements volontaires, cette hypertonie se transforme en de véritables contractures. Nos malades des observations III et VII, ont de l'hypertonie sans contractures, mais cette raideur musculaire est peu accentuée et demande à être recherchée. Par contre, chez quatre de nos malades, observations I, II, V et XVII, les masses musculaires des membres atteints sont toutes parfaitement souples, et le tonus musculaire est normal ou même diminué.

Attitudes vicieuses. — Les paralysies et les contractures, en se combinant, produisent dans la position des membres hémiplégiques une attitude à peu près constante, sur laquelle tous les auteurs ont insisté avec raison. Lorsqu'elle est très prononcée, elle est la suivante :

Le membre supérieur est rapproché du corps ; le bras parallèle à l'axe du tronc, un peu oblique de haut en bas et d'avant en arrière ; l'avant-bras fléchi à peu près à angle droit, quelquefois dirigé en avant, plus souvent en dedans, de façon qu'il s'applique sur les parties latérales du thorax et sur la région épigastrique, de plus en pronation.

Le poignet est en flexion forcée, avec sa face palmaire rapprochée de la face antéro-interne de l'avant-bras. L'extrémité inférieure de l'avant-bras est alors constituée par la surface articulaire du carpe, qui est renversée et regarde en bas au lieu d'être dirigée en haut comme à l'état normal ; la main a de plus une déviation vers le bord cubital, le pouce est en opposition persistante, d'où la forme en gouttière de la face palmaire ; les doigts sont plus ou moins fléchis dans la paume de la main, sur le pouce qui se trouve toujours placé au-dessous d'eux.

Parfois les phalanges sont les unes en flexion, les autres en extension, comme dans le rhumatisme chronique.

Le membre inférieur est dans une faible rotation en dedans, avec parfois une légère flexion de la cuisse ; le pied est en extension avec déviation de la pointe en dedans, ce qui donne la position du varus équin ; les orteils, principalement le gros orteil, sont fréquemment relevés à angle droit sur les métatarsiens.

Nos malades des observations XI et XII offrent, au point de vue de l'attitude vicieuse, un tableau complet de la description que nous venons de faire. Parmi les autres, qui présentent des contractions moins prononcées, l'attitude vicieuse est limitée à un ou plusieurs segments de membres. Le malade de l'observation X, par exemple, offre seulement un peu d'adduction du bras et une légère flexion de l'avant-bras. Chez la malade de l'observation XVI, la main et les doigts seulement présentent une attitude vicieuse permanente. Chez la malade de l'observation XV, l'attitude athétoïde du membre supérieur est une attitude vicieuse intermittente.

Réflexes. — Lorsqu'on percute les tendons superficiels du côté de l'hémiplégie, on constate presque toujours que les réflexes sont exagérés, dans quelques cas qu'ils sont normaux. D'une façon tout à fait exceptionnelle, certains auteurs auraient constaté qu'ils étaient diminués, mais il faut noter que la présence des contractures empêche parfois d'apprécier exactement l'état de ces réflexes.

L'exagération des réflexes est facilement mise en évidence au niveau du coude, du poignet, du tendon d'Achille, du genou ; les réflexes rotuliens sont ceux qui permettent le plus aisément de juger d'un léger degré d'exagération.

La trépidation épileptoïde est provoquée assez facilement chez un grand nombre de malades au membre inférieur, plus rarement au membre supérieur. Avec une recherche un peu prolongée, on arrive fréquemment à produire le clonus du genou et le clonus du pied ; quelquefois on ne peut obtenir aucune secousse musculaire. Le plus grand nombre de nos malades présentent de la trépidation épileptoïde, presque tous de l'exagération des réflexes ; chez aucun il n'y a de diminution des réflexes.

Mouvements involontaires. — Ces mouvements involontaires, constatés dans les membres hémiplégiés sont d'ordre varié : les uns se produisent par accès, comme dans l'hémi-épilepsie ; les autres existent d'une façon plus ou moins continue, comme l'hémi-athétose et l'hémi-chorée. Nous insisterons peu sur les caractères cliniques bien connus de ces troubles moteurs.

Hémi-épilepsie. — Dans l'hémi-épilepsie, les convulsions toniques et cloniques se succèdent avec plus ou moins de force et de durée ; il y a presque toujours une aura assez longue, partant ordinairement de l'extrémité d'un membre.

Les symptômes généraux de ces accès localisés peuvent manquer à peu près totalement. Parfois, il n'y a ni cri initial, ni perte de connaissance, ni morsure de la langue, ni miction involontaire ; la période stertoreuse peut être très courte. Les malades des observations IX et XI ont des crises semblables localisées dans les membres hémiplégiques.

Hémi-athétose. — Les mouvements d'athétose sont localisés à la main et au pied, et sont surtout marqués aux doigts et aux orteils ; ils sont diminués par le repos et le sommeil ; habituellement, ils sont continuels et quelquefois ne se produisent qu'à l'occasion des mouvements volontaires, comme chez notre malade de l'observation XVII.

Ils ont comme caractère d'être lents et de simuler des mouvements volontaires et réfléchis. Gairdner les a assez justement comparés aux mouvements des tentacules de poulpe. De plus, ils sont violents et exagérés, en ce sens que les positions de flexion et d'extension des phalanges qu'ils produisent dépassent le degré habituel des mouvements volontaires.

D'après Marie, les mouvements athétoïdes ont un développement moins grand, une partie moins considérable que l'athétose.

C'est, en effet, dans une question de degré d'intensité qu'il faut placer la distinction entre les mouvements athétoïdes et les mouvements d'athétose. Beaucoup d'auteurs cherchent inutilement à faire une différence dans le caractère de ces deux sortes de mouvements.

Dans l'hémiplégie infantile, on rencontre le plus souvent des mouvements athétoïdes, comme chez plusieurs de nos malades. L'athétose est plus rare; cependant, chez deux de nos malades, l'intensité de ces mouvements involontaires est assez forte pour justifier cette expression ; ce sont les malades des observations XVIII et XIX.

Hémi-chorée. — On ne rencontre le plus souvent que des mouvements choréiformes, c'est-à-dire des mouvements présentant les caractères des chorées arythmiques, mais avec moins d'intensité. D'après notre maître Andry, ces mouvements ont, comme caractère, d'être plus rapides, plus instantanés, moins faciles à prévoir que les mouvements athétosiques.

D'après lui et contrairement à l'opinion de quelques auteurs, le caractère spasmodique des mouvements ne serait pas plus marqué dans l'hémi-athétose que dans l'hémi-chorée.

Freund et Rie pensent qu'il n'y a qu'une différence essentielle entre les mouvements athétoïdes et les mouvements choréiformes. Les premiers atteignent l'extrémité d'un membre; les seconds ne sont pas limités à un segment de membre. On a, en effet, des mouvements choréiformes qui se font avec autant de lenteur que certains mouvements d'athétose.

Chez deux de nos malades, ces mouvements sont peu intenses (obs. XIV et XVII); chez deux autres, il s'agit d'une véritable hémi-chorée (obs. XVIII et XIX).

Mouvements volontaires. — Suivant que les phénomènes pathologiques que nous venons d'étudier atteignent avec plus ou moins d'intensité tels ou tels groupes musculaires des membres, les troubles fonctionnels s'accuseront plus ou moins dans les mouvements volontaires.

En ce qui concerne le membre supérieur, on constate généralement que la préhension et la supination sont difficiles à obtenir. Certains malades ont beaucoup de peine à se servir de leur main pour manger et ne peuvent tenir un objet avec force; d'autres sont dans l'impossibilité de le faire.

L'impotence du membre inférieur apparaît surtout dans certaines circonstances. La plupart des malades ne peuvent pas se tenir dans la station debout lorsqu'ils ont comme seul point d'appui le membre parésié. Si dans cette position ils reposent sur les deux membres inférieurs et qu'on les oblige à rester ainsi un certain temps, ils ne tardent pas, par une inclinaison du bassin, à reporter instinctivement tout le poids du corps sur le coté sain.

La marche est en général défectueuse, avec une claudication légère; le malade porte le pied à terre par le talon, qu'il élève ensuite rapidement en laissant traîner la pointe du pied; il soulève ensuite celle-ci du sol par un brusque coup de jarret. Il en résulte que la chaussure s'use beaucoup plus par la pointe que par le talon. Parfois le malade marche en fauchant, lorsque le membre inférieur a un raccourcissement notable.

L'impotence fonctionnelle peut être généralisée à tout un membre ou limitée à certains mouvements, et parfois elle n'est nullement en rapport avec la perte des forces.

Quelques malades, avec un état des forces musculaires presque normal, ont une certaine maladresse qui n'est expliquée ni par des contractures ni par des mouvements involontaires. Dans un grand nombre de ces cas on trouve une légère hypertonie, qui peut être à bon droit mise en cause.

Il est évident que l'hémi-athétose et l'hémi-chorée qui augmentent dans les mouvements volontaires, les gênent considérablement.

III. Troubles vaso-moteurs.

Les troubles vaso-moteurs des membres hemiplegiques ont été signalés par de nombreux auteurs. Richardière, dans sa thèse, signale l'état de lividité des membres sous l'influence du froid. M. le professeur Lépine a fait des recherches sur les variations de la température locale des membres hémiplégiques plongés dans des milieux à température chaude ou froide. De ses expériences il résulte que les membres hémiplégiques arrivent plus lentement que les membres sains à se mettre à la température du milieu ambiant. Ce que nous avons constaté chez nos malades dans la moitié des cas environ, c'est plutôt un état de cyanose qu'un état d'asphyxie, se manifestant sous l'influence de l'air froid, surtout à l'extrémité des membres. Cet état cyanique s'accompagne d'une sensation pénible d'engourdissement. Il faut distinguer avec soin ces troubles vasculaires des troubles sensitifs. Les malades disent en général que leurs membres sont plus sensibles au froid, mais si on cherche l'état de la sensibilité, on constate que, du côté des membres hémiplégiques, la perception de la sensation du froid n'est pas plus nette que du côté sain. Les troubles vaso-moteurs du tissu cellulaire sous-cutané produisent parfois un aspect spécial de la main ; cet aspect a été décrit sous la dénomination de main succulente.

IV. Troubles sensitifs.

Dans l'hémiplégie de l'adulte, les troubles de la sensibilité ont été étudiés et notés par de nombreux auteurs. Un des premiers, M. le professeur Tripier, dans un article de la *Revue de médecine* de 1881, a montré la concordance fréquente de l'hémiplégie et de l'hémianesthésie. Il faisait remarquer cependant que ces troubles sensitifs étaient souvent passagers. Dans l'hémiplégie infantile, d'après la plupart des auteurs, la sensibilité serait très rarement modifiée. D'après notre étude, les troubles sensitifs ne seraient pas aussi rares, même longtemps après le début de l'hémiplégie. Si nous ne tenons pas compte des malades dont l'état intellectuel ne permettait pas la recherche de la sensibilité, nous voyons que, sur quatorze sujets, six présentent des altérations de la sensibilité.

Ces troubles sont le plus souvent légers, et consistent simplement en une diminution des divers modes de la sensibilité. La sensation de chaleur est celle dont la perception est généralement le plus souvent affaiblie, puis la sensation au froid et au tact; les piqûres et les sensations douloureuses sont généralement bien perçues.

Le sens stéréognoscique est aboli chez plusieurs de nos malades.

Le sens musculaire est toujours normal. Tous nos malades se rendent parfaitement compte de la position de leurs membres hémiplégiques, les yeux fermés.

CHAPITRE III

FORMES CLINIQUES

Nous avons pour but d'étudier dans ce chapitre comment les troubles si variés des membres hémiplégiques se combinent pour donner les diverses formes cliniques de l'hémiplégie infantile. Cette étude des rapports d'évolution des troubles trophiques moteurs et sensitifs est basée sur nos observations et sur celles que nous avons pu trouver dans la science. Dans sa thèse, Gaudard donne, sous forme de tableau, un très grand nombre d'observations d'hémiplégie infantile, d'origines diverses. Pour chacune on trouve, avec le résumé clinique, l'indication bibliographique.

Paralysies, contractures et réflexes. — Nous avons dit que, fréquemment dans l'hémiplégie infantile, on rencontrait de l'exagération des réflexes, un certain degré d'hypertonie musculaire ou des contractures plus ou moins accusées. Chez l'adulte il en est de même, suivant la plupart des auteurs, mais dans des communications récentes à la Société belge de neurologie, van Gehucten a soutenu, au contraire, que chez les hémiplégiques les contractures et l'hypertonie musculaire étaient peu fréquents, et que l'hypotonie musculaire était la règle habituelle. D'après lui, dans certaines formes d'hémiplégie avec attitudes vicieuses, tous les muscles sont en état d'hypotonie, mais cet affaiblissement du tonus musculaire est plus marqué sur certains muscles, et les muscles antagonistes ont une action prédominante donnant l'attitude vicieuse, par suite d'une hypertonie, pour ainsi dire, relative. Van Gehuchten rapporte des constatations cliniques faites par lui et par Babinski, sur certains hémiplégiques avec attitudes vicieuses. Ils auraient constaté que les muscles dont la contracture pouvait être incriminée pour expliquer la position des membres, présentaient un relâchement anormal, quoique moins prononcé, que les muscles antagonistes.

Nous avons examiné, à ce point de vue, nos malades présentant des attitudes vicieuses. Celle de l'observation XVII présente de légères attitudes vicieuses sans hypertonie. Les muscles sont absolument souples dans tous les sens et ce cas peut être rapproché de ceux de van Gehuchten ; mais nous tenons à faire remarquer que cette malade a des mouvements athétosiques, par conséquent des contractions involontaires. Chez la plupart de nos malades nous avons constaté une véritable raideur des muscles en contraction, et nous sommes donc d'avis, avec Marinesco, de considérer les cas de van Gehuchten comme exceptionnels.

Paralysies et troubles trophiques. — Par conséquent, chez certains sujets hémiplégiques, les troubles moteurs sont réduits à une paralysie, sans contractures ni hypertonie. Chez nos malades des observations I et II qui répondent à ces cas, l'atonie musculaire est peu accentuée, et il s'agit simplement d'hémiparésie. Les réflexes tendineux sont exagérés ; on peut même avoir de la trépidation épileptoïde, mais les masses musculaires sont parfaitement souples. Les troubles trophiques ne manquent pas, et atteignent le squelette et les muscles comme nos mensurations le démontrent, seulement ils sont très légers et, à la simple inspection, passeraient souvent inaperçus. Gibotteau insiste avec raison sur ces cas légers, et donne plusieurs observations analogues dans lesquelles il signale une légère atrophie, mais malheureusement la mensuration musculaire du squelette n'est pas donnée. Dans nos deux premières observations avec hémiparésie et troubles trophiques légers, ceux-ci sont répartis uniformément sur tout le membre, de sa racine à son extrémité. Non seulement chaque masse musculaire est diminuée, dans une certaine mesure proportionnelle à son volume, mais les os également ont un raccourcissement qui est léger et en rapport avec leur longueur totale. En considérant ainsi par comparaison les deux membres correspondants supérieurs et inférieurs, celui du côté atteint avec une forme normale, semble être celui d'un sujet plus jeune.

Il y a dans ces troubles trophiques une certaine analogie avec ce que Klippel a décrit sous le nom d'atrophie numérique, étudiée par Daniel dans une thèse de Paris de 1899. L'atrophie numérique est secondaire à une lésion locale datant de l'enfance,

Elle est limitée à un membre, et elle ne s'accompagne pas d'exagération des réflexes. Au point de vue anatomique, cette atrophie numérique consisterait en une diminution des éléments cellulaires, avec conservation de leur structure et de leur volume normaux.

Nous ne savons si cette forme anatomique peut se rencontrer dans l'hémiplégie infantile, mais nous constatons qu'il y a une très grande analogie clinique entre l'atrophie numérique et l'atrophie des membres, dans certaines formes d'hémiplégie infantile.

Contractures et troubles trophiques. — Dans les cas les plus fréquents d'hémiplégie cérébrale infantile, les membres atteints présentent des contractures musculaires permanentes et fortes, et les masses musculaires sont bien moins volumineuses du côté de la paralysie que du côté sain. Ce sont les formes cliniques habituelles.

Chez ces malades on trouve, par la mensuration comparée des membres, que les troubles trophiques sont beaucoup plus accentués que dans les formes sans contractures. Ce qui caractérise ces troubles trophiques, c'est qu'ils prédominent sur les muscles et qu'ils sont plus accentués aux segments de membres où les contractures sont aussi plus marquées.

Si nous considérons chez nos malades ceux qui présentent des contractures, nous voyons que ces contractures sont en général plus marquées au niveau de l'avant-bras et de la main, et que là aussi les troubles trophiques sont plus accentués.

Pour se rendre compte chez différents sujets du rapport qui existe entre les contractures et les amyotrophies, il faut prendre différents malades ayant des contractures, et, chez eux, voir par exemple quel est le volume d'un segment de membre, comparé au même segment du membre opposé.

Si nous prenons par exemple l'avant-bras, qui présente habituellement les plus fortes contractures, et si nous considérons que la circonférence maxima de cet avant-bras est l'équivalent de son volume, nous pourrons le comparer avec l'avant-bras du membre sain chez quelques-uns de nos malades, que nous classerons, à ce point de vue, en trois catégories: ceux qui ont des contractures fortes (obs. XI et XII); ceux qui ont des contractures légères (obs. X et XII); ceux qui n'ont pas de contractures (obs. II, III et V).

Nous laissons de côté les malades présentant des mouvements involontaires, car dans ces cas, comme nous le verrons plus loin, les troubles trophiques sont un peu différents.

Si nous supposons le volume de l'avant-bras du côté sain représenté par le chiffre 60, le volume de l'avant-bras hémiplégique sera représenté à peu près par le chiffre 52 chez les premières, par le chiffre 54 chez les secondes et par le chiffre 59 chez ceux de la dernière catégorie.

Nous tenons à faire remarquer que, chez le malade de l'observation I qui n'a pas de contractures, les troubles trophiques musculaires sont cependant assez prononcés, mais cette amyotrophie ne prédomine pas sur un segment du membre, elle a à peu près la mêm intensité sur toute la longueur du membre. Ce cas, un peu exceptionnel, ne modifie pas nos conclusions cliniques qui sont celles de tous les auteurs, c'est-à-dire que, dans l'hémiplégie, les amyotrophies ont en général une intensité parallèle à celle des contractures.

Dans les cas avec hypertonie simple sans contractures, les troubles trophiques sont généralement peu marqués. Dans des formes rares, il n'y a ni contractures ni parésie, mais seulement une raideur de tous les muscles du côté atteint. Des cas analogues ont été publiés par Little et Rupprecht, sous le nom de tabes spasmodique à forme unilatérale. Il n'y avait pas de trouble de développement, bien que le début fût congénital, et on ne constatait aucune asymétrie entre les membres atteints et ceux du côté sain.

Mouvements involontaires et troubles trophiques. — Les auteurs ne sont pas d'accord sur les rapports d'évolution qui unissent les mouvements involontaires et les troubles de nutrition des membres.

Pour Hammond, l'hémiathétose s'accompagne habituellement d'hypertrophies musculaires.

Pour Oulmont, dans les cas d'hémiathétose, les muscles ont au contraire fréquemment un développement moindre que du côté sain. Marie distingue une forme d'hémiplégie infantile avec athétose vraie, dans laquelle le développement des membres est normal et s'accompagne même parfois d'hypertrophies musculaires. Dans les cas, dit-il, où il y a seulement des mouvements athétoïdes, on peut avoir des muscles moins volumineux du côté de l'hémiplégie.

Nous avons étudié un grand nombre d'observations dans lesquelles sont signalés les troubles trophiques et les mouvements involontaires, et nous pensons qu'il faut distinguer deux sortes de cas.

Dans le plus petit nombre de cas, les mouvements involontaires apparaissent comme complication tardive de l'hémiplégie, longtemps après la période de croissance, et alors ils peuvent coïncider avec des troubles trophiques assez accentués. Tel est le cas d'un malade rapporté par Oulmont, qui atteint d'une hémiplégie infantile avec développement très imparfait des membres, présenta à partir de l'âge de trente et un ans, une hémi-athétose intense.

Lorsque, au contraire, ce qui est plus fréquent, les mouvements involontaires débutent comme l'hémiplégie dans l'enfance, il semble bien qu'il y a un rapport d'évolution entre eux et le développement ultérieur des membres. Si les mouvements sont peu intenses, il peut y avoir une légère imperfection de développement, tandis qu'avec des mouvements involontaires très marqués, le développement est normal et il peut même y avoir des hypertrophies musculaires. Nous sommes ainsi d'accord avec Marie sur l'absence de troubles atrophiques dans l'hémi-athétose, et sur la possibilité de troubles trophiques avec des mouvements athétoïdes qui sont des mouvements involontaires d'intensité plus faible.

Dans les observations d'Oulmont, où, suivant son expression, l'hémi-athétose s'accompagne d'atrophie, on voit qu'il s'agit, soit de cas où les mouvements involontaires sont peu intenses, soit de cas où les troubles trophiques sont localisés à un segment d'un membre dont une autre partie seulement est atteinte de mouvements involontaires.

Dans l'observation XVIII de la thèse d'Oulmont, le bras gauche est atrophié, l'avant-bras et la main atteints d'athétose ont le même volume que ceux du côté sain. Dans cette même thèse, l'observation XXI est celle d'un malade dont le membre supérieur a de l'hypertrophie musculaire avec mouvements intenses d'athétose, et dont le membre inférieur, avec une légère atrophie musculaire, présente seulement quelques mouvements athétoïdes des orteils.

Les mêmes constatations peuvent être faites pour l'hémichorée, dont les mouvements atteignent un membre dans toute son étendue depuis sa racine. Lorsqu'ils sont bien marqués et datent de l'enfance, les membres atteints ne présentent aucun trouble de développement. Nous voyons dans la thèse de Raymond deux cas d'hémiplégie infantile avec hémichorée. Les malades examinés à l'âge adulte ne présentaient aucune asymétrie dans le volume de leurs membres sains et hémiplégiques.

Dans nos observations XVIII et XIX, l'hémiplégie s'accompagne d'athétoso-chorée des membres atteints et ceux-ci présentent des troubles hypertrophiques.

La malade de l'observation XVII a de légers mouvements involontaires; les troubles trophiques sont également peu marqués.

Chez la malade de l'observation XVI, le membre

supérieur a des mouvements athétoïdes et pas de troubles trophiques musculaires. Il en est de même pour les malades des observations XIV et XV.

Mouvements involontaires et parésies. — Les sujets atteints d'hémiplégie infantile avec mouvements involontaires, se servent ordinairement et préférablement des membres sains. Il faut en conclure que ces membres sont plus adroits mais non pas qu'ils sont plus forts. Si l'on a des renseignements sur la marche de l'affection, on voit que le début à été généralement marqué par une hémiplégie nette, qui peu à peu a disparu. Si l'on examine ces sujets à l'âge adulte en comparant la force musculaire des deux côtés, on constate le plus souvent qu'il n'y a pas de différence sensible, ou que cette différence est en faveur du côté atteint ; cette dernière constatation est la règle lorsqu'il y a des hypertrophies musculaires, comme dans nos observations XVIII et XIX.

En somme, les troubles parétiques sont d'autant moins accentués que les mouvements involontaires le sont davantage.

Troubles sensitifs et troubles moteurs et trophiques. — Nous avons vu dans le chapitre de la Symptomatologie que, d'après notre étude, les troubles sensitifs étaient plus fréquents dans l'hémiplégie infantile, que les auteurs ne s'accordent à le dire généralement.

On admet que les phénomènes d'anesthésie ou d'hypoesthésie se rencontrent plus habituellement dans les cas où il y a des mouvements involontaires, dans l'hémi-athétose principalement.

Cette concordance ne semble pas résulter de nos observations, car sur six malades avec troubles sensitifs nous en avons trois qui ne présentent pas de mouvements involontaires (obs. II, VIII, XI), une qui présente de très légers mouvements involontaires (obs. V), et deux seulement qui ont une athétoso-chorée légère (obs. XIV et XVII). Par contre, la malade de l'observation XIX, qui a des mouvements athétosiques et choréiformes assez marqués, ne présente pas de troubles de la sensibilité.

Au point de vue de la concordance des troubles trophiques avec les troubles sensitifs, nous ne pouvons pas non plus tirer de conclusions fermes de notre étude clinique.

De recherches récentes il résulterait que dans l'hémiplégie de l'adulte il y aurait fréquemment des troubles trophiques et vaso-moteurs, chez les sujets présentant des troubles sensitifs persistants. Cette conclusion est admise par Chatin dans un article de la *Revue de Médecine* d'octobre 1900. Il se base sur ses observations antérieures, publiées par Brissaud, Joffroy et Achard, Borgherini. Sur les six malades auxquels nous avons trouvé des troubles de la sensibilité, deux seulement présentent des troubles trophiques assez accentués (obs. VIII et XI). Chez les autres les troubles trophiques sont légers ou même à peine marqués (obs. II, V, XIV et XVII). Enfin nous avons plusieurs observations où la sensibilité est absolument normale et les troubles trophiques assez prononcés. La sensibilité dans ses diverses modalités, le sens stéréognoscique et le sens musculaire sont normaux chez le malade de l'observation XII, et cependant les troubles trophiques musculaires et osseux sont prononcés.

Nous reconnaissons qu'en raison de l'état intellectuel de plusieurs de nos malades, notre étude des troubles sensitifs est limitée à des observations peu nombreuses et que nous ne pouvons conclure à la concordance plus ou moins fréquente des troubles sensitifs avec les mouvements involontaires et les troubles trophiques. Nous nous contenterons de constater que, dans l'hémiplégie infantile, on peut avoir quelquefois des mouvements involontaires intenses et des troubles trophiques marqués, sans altération de la sensibilité.

Comme résumé de ce chapitre, nous pensons qu'il faut distinguer de nombreuses formes cliniques de l'hémiplégie infantile, et qu'on peut toutes les rapprocher d'un des trois types cliniques suivants :

I. Dans le premier type, il existe de la parésie sans contractures et des troubles trophiques légers assez également distribués sur toute l'étendue du membre.

II. Dans le second type avec contractures et attitudes vicieuses prononcées, il y a des troubles trophiques accentués surtout sur les muscles contracturés.

III. Dans le troisième type avec mouvements involontaires, les troubles trophiques sont légers, manquent complètement, ou bien il y a des troubles hypertrophiques.

Chez le même malade, les deux membres hémiplégiques peuvent être différents.

Fréquemment le membre supérieur répond au type

clinique n° 2 et le membre inférieur au type clinique n° 1. La plupart des observations sont des intermédiaires entre ces trois types cliniques.

Si nous voulons adapter cette classification à nos observations nous ferons rentrer :

Dans le type I, les observations I, II et III.

Dans le type II, les observations XI, XII et XIII.

Dans le type III les observations XVII, XVIII et XIX.

Les autres observations constituent les formes intermédiaires.

CHAPITRE IV

ÉTUDE PATHOGÉNIQUE

L'explication pathogénique des divers phénomènes post-hémiplégiques a donné lieu à des théories nombreuses, dont quelques-unes, récentes, paraissent s'adapter assez bien aux faits de la clinique et de l'expérimentation. La physiologie des centres psycho-moteurs est suffisamment bien établie pour expliquer par leur lésion des troubles paralytiques, mais dans les hémiplégies cérébrales, et particulièrement chez l'enfant, quelles sont les causes des troubles trophiques, des contractures et des mouvements involontaires?

Par quelles lésions et par quel mécanisme physiologique ces phénomènes sont-ils produits?

Les lésions cérébrales des centres psycho-moteurs s'accompagnent fréquemment de dégénérescence du faisceau pyramidal et d'altérations anatomiques des cellules motrices médullaires.

Charcot a, le premier, émis l'hypothèse que cette sclérose secondaire du faisceau pyramidal avait une influence sur l'apparition des contractures, et que les amyotrophies étaient produites par les altérations des cellules motrices médullaires.

Brissaud et Pitres, pour confirmer les idées de leur maître, ont publié des observations anatomiques relatant la concordance de ces phénomènes cliniques avec les lésions dégénératives du faisceau pyramidal et des cellules de la corne antérieure. De recherches anatomiques plus récentes et plus précises, il résulte qu'une lésion cérébrale peut exister sans sclérose secondaire du faisceau pyramidal et sans altération de la moelle, et se manifester cependant par une hémiplégie avec contractures et troubles trophiques.

Donc, contractures et troubles trophiques ne peuvent être expliqués d'une façon satisfaisante par des lésions qui ne les accompagnent pas toujours, et il faut chercher d'autres hypothèses basées sur la conception nouvelle de l'organisation des centres nerveux.

Les muscles reçoivent des centres moteurs de l'écorce cérébrale des incitations de divers ordres. La voie motrice chargée de les transmettre se réduit théoriquement à deux neurones superposés :

a) Un neurone moteur supérieur ou cortico-spinal, dont le corps cellulaire est représenté par une cellule pyramidale de la zone rolandique de l'écorce, et dont le prolongement long constitue le cylindraxe d'une fibre pyramidale.

b) Un neurone moteur inférieur, bulbo ou spino-musculaire, dont le corps cellulaire est représenté par une cellule ganglionnaire des colonnes antérieures de la moelle, leurs prolongements longs constituant les cylindraxes des nerfs cranio-bulbaires et spinaux.

1. Contractures.

Dans le cas de lésion intéressant le corps cellulaire du neurone moteur supérieur, les muscles intéressés présentent d'abord de la paralysie flasque. Les contractures n'apparaissent jamais immédiatement, mais toujours au bout d'un temps variable, quelques semaines habituellement. Ces contractures ont une tendance à augmenter d'intensité d'une façon plus ou moins rapide. La physiologie expérimentale ne donne pas de renseignements très précis sur le mécanisme des contractures par lésion cérébrale. L'ablation de l'écorce chez la grenouille et le chien amène seulement un peu d'hésitation dans les mouvements. Chez un chien qu'il avait pu décérébrer, Goltz n'a constaté ni paralysie notable, ni contractures. Chez le singe, d'après Munk, l'hémiplégie provoquée par une destruction de l'écorce cérébrale se complique de contracture, mais cette contracture est extrêmement variable, suivant que l'animal est maintenu en cage ou laissé en liberté.

Avant certaines théories récentes, une conception générale groupait dans une catégorie de faits de même nature l'exagération des réflexes, l'épilepsie spinale, l'hypertonie et la contracture. Ils étaient considérés comme évoluant d'une façon parallèle, sous l'influence d'une irritation des cornes antérieures de la moelle.

Pierre Marie a proposé une théorie intéressante

pour expliquer la pathogénie des contractures. Pour lui, le neurone moteur périphérique constitue un centre d'excitation musculaire, et le neurone moteur central agit sur lui à la manière d'un frein qui en règle l'activité suivant la volonté du sujet. Une lésion intéressant un point quelconque de ce neurone central supprimera son action d'arrêt, et le neurone moteur périphérique produira une excitation permanente et indépendante de la volonté, qui est la contracture musculaire. Cette hypothèse n'explique pas pourquoi les contractures n'apparaissent pas immédiatement après la lésion du neurone central.

Mya et Lévi ont proposé une théorie, adoptée également par Gerest, et qui est une modification de la précédente.

Pour ces auteurs, chez l'enfant, les cellules motrices médullaires ne sont pas encore, à la naissance, soumises à l'action de la volonté, et fonctionnent d'une manière réflexe ou spontanée. Il en résulte un certain degré d'hypertonie musculaire qui est normal au début de la vie. Chez l'adulte, les cellules de la corne antérieure, soumises depuis longtemps à l'influence du neurone cortico-spinal, ont perdu leur indépendance fonctionnelle. Il leur faut un certain temps pour la recouvrer lorsque l'action de ce neurone supérieur se trouve supprimée. On comprend alors la période de paralysie flasque précédant les contractures, mais à cette théorie, comme à la précédente, on peut faire une objection sérieuse. On ne peut pas comprendre pourquoi les muscles paralysés, c'est-à-dire ceux dont les contractions volontaires sont supprimées, restent parfois indéfiniment à l'état d'hypotonie, ni pourquoi les muscles atteints plus souvent de contractures, comme les fléchisseurs au membre supérieur, sont également ceux qui conservent les plus fortes contractions volontaires.

Mann a fait une étude clinique très complète de la topographie des contractures musculaires chez les hémiplégiques. Il constate que cette contracture porte sur certains muscles, tandis que les muscles antagonistes sont atteints de paralysie flasque. Il admet que les neurones moteurs supérieurs présentent, au point de vue physiologique, deux sortes d'action sur la contractilité musculaire, l'une d'arrêt, l'autre d'excitation. D'après une disposition supposée, l'action d'arrêt sur certains muscles et d'excitation sur les muscles antagonistes serait produite soit par les même neurones, soit par des neurones présentant des connexions anatomiques intimes. Dans l'hémiplégie, pour les muscles contracturés, les fibres d'excitation sont conservées et les fibres d'arrêt détruites, tandis que c'est le contraire pour les muscles paralysés.

A l'appui de sa théorie, Mann signale les expériences de Hering et Sherrington sur le singe. Ces auteurs ont produit, par l'excitation d'une région déterminée de l'écorce cérébrale, à la fois la contraction du triceps et le relâchement de son antagoniste, le biceps. Mais Hering fait remarquer, d'autre part, que chez les hémiplégiques les muscles contracturés ont, cependant, des contractions volontaires plus faibles qu'à l'état normal, ce qui ne s'explique pas si leurs fibres d'excitation sont conservées.

Marinesco propose une théorie un peu analogue à la précédente. Pour lui, les contractures sont produites par un fonctionnement anormal des cellules motrices de la moelle. Ce fonctionnement résulte de la perte d'équilibre qui est réalisé normalement par différentes influences nerveuses. L'influence du neurone moteur central altéré est modifiée de telle sorte, que le neurone périphérique conserve en partie l'influx nerveux d'excitation pour certains muscles, et n'a plus l'influx d'arrêt des antagonistes à lui opposer. Il explique que ce sont les fléchisseurs au membre supérieur et les extenseurs au membre inférieur, parce que ces muscles ont normalement des neurones moteurs d'une excitabilité plus grande que d'autres.

Van Gehuchten a exposé récemment, et à plusieurs reprises, une théorie pour laquelle il met à profit les nouvelles acquisitions anatomiques sur les rapports de la moelle avec le cerveau, le cervelet et le mésencéphale. Il existe non seulement des rapports directs entre le cerveau et la moelle par l'intermédiaire du faisceau pyramidal (fibres cortico-spinales), mais encore des rapports indirects, dont les relais successifs sont la substance grise de la protubérance et du cervelet. Cette voie indirecte est la voie cortico-ponto-cerebello-spinale. Pour expliquer les influences de ces différents neurones, il se base sur un certain nombre de constatations cliniques dont plusieurs sont discutables. Il admet que chez les hémiplégiques l'état des réflexes n'est pas nécessairement lié à l'état du tonus musculaire. Nous avons admis dans le chapitre précédent que ce fait clinique était exact, et Déjerine l'admet également.

Ce qui est moins conforme à nos observations, c'est l'opinion de Van Gehuchten, qui admet chez les hémiplégiques une hypotonie habituelle de tous les muscles paralysés, et exceptionellement de l'hypertonie et des contractures. Comme le fait remarquer Dejérine à juste titre, chez le plus grand nombre des hémiplégiques, la flaccidité musculaire fait place, à un moment donné, à la spasticité.

Van Gehucten admet que le tonus musculaire normal dépend en grande partie des cellules de l'écorce, et chaque fois que la moelle épinière est soustraite à l'influence des cellules corticales, ce tonus normal est affaibli, c'est ce qui se produit dans l'hémiplégie par lésion cérébrale. Dans certains cas, comme dans la maladie de Little, la voie motrice cortico-spinale est interrompue, et la voie cortico-ponto-cérébello-spinale est conservée.

Les fibres cérébello-spinales ont une action stimulante sur le tonus musculaire, d'où l'hypertonie. Dans l'hémiplégie par lésion cérébrale, il y a de l'hypotonie, parce que les fibres cortico-cérébello-spinales sont aussi détruites. L'état des réflexes tendineux serait sous la dépendance des cellules corticales, et la diminution de cette influence corticale amènerait l'exagération des réflexes.

Plusieurs faits cliniques constituent des objections sérieuses à cette théorie. Dans l'hémiplégie infantile double par porencéphalie, comme dans la maladie de Little, on a de l'hypertonie. Celle-ci, par conséquent, est aussi bien l'expression clinique de l'interruption simultanée des fibres pyramidales et des fibres corticoprotubérantielles que de l'interruption isolée des fibres pyramidales.

Cestan, dans sa thèse récente sur le syndrome de Little, discute les théories pathogéniques de l'hypertonie par lésion cérébrale et ses recherches confirment les objections faites à la théorie de Van Gehuchten. D'après lui, chez les enfants présentant le syndrome de Little, l'intensité et la généralisation de la spasticité ne sont pas en rapport avec la date de la naissance prématurée. De plus, chez les enfants prématurés normaux sans spasticité, il a constaté que sur certains points du faisceau pyramidal les cylindraxes manquaient. Il rejette donc l'entité morbide qui réunit l'hypertonie généralisée à l'arrêt de développement des faisceaux pyramidaux.

De ses observations Cestan conclut aussi qu'il y a une association clinique entre l'hypertonie et l'exagération des réflexes dans les lésions cérébrales, et il admet, comme explication pathogénique, une théorie basée sur l'existence de centres sous-corticaux, théorie que Von Monakow avait déjà proposée. Dans le cas de lésion corticale, les centres sous-corticaux reprennent leur indépendance et sont même excités par le tissu de sclérose. Ce fonctionnement anormal des centres sous-corticaux produit l'exagération du tonus musculaire normal, à condition que la voie réflexe soit intacte dans les autres parties de son trajet, neurones sensitifs et neurone moteur périphérique. Cestan reconnaît que cette théorie n'explique pas la période d'hypotonie qui précède les contractures dans le cas de lésion cérébrale.

Une théorie analogue à celle de Van Gehuchten a été proposée par Bastian qui oppose, au point de vue physiologique, les deux voies encéphaliques des neurones moteurs. Dans la voie cortico-médullaire, les fibres auraient une action d'inhibition sur le tonus musculaire et, dans la voie cortico-cérébello-médullaire, elles auraient une action d'excitation. Mais l'ablation du cervelet chez les animaux ne produit pas de phénomènes spasmodiques et, chez l'homme, les lésions du cervelet produisent parfois de l'exagération des réflexes, mais souvent de l'hypotonie.

Pour Hitzig, ce serait le faisceau pyramidal du côté sain qui produirait la contracture. Celle-ci serait ainsi un mouvement associé exagéré. Cette théorie n'explique pas l'absence des contractures dans certains cas, ni leur apparition tardive.

Toutes les hypothèses pathogéniques sur les contractures ont le défaut de s'appliquer difficilement à tous les cas. Pour toutes, il faut admettre *a priori* que certains muscles ont des neurones d'une excitabilité plus forte, les fléchisseurs au membre supérieur, les extenseurs au membre inférieur. Ce principe admis, il nous semble que la théorie de Mya et Lévi s'applique assez bien aux faits cliniques en général et à ceux de nos observations en particulier.

Dans quelques cas, le neurone central est atteint légèrement et son influence sur le neurone périphérique est seulement diminuée ; les contractions volontaires des muscles sont moins fortes, mais il n'y a pas de contractions involontaires. Si le neurone central est plus gravement atteint, le neurone périphérique agit comme centre d'excitation spontanée pour certains muscles et produit la contracture musculaire.

Nos malades qui présentent de l'hémiplégie avec contractures ont aussi des troubles paralytiques et trophiques plus accusés. Leur lésion cérébrale est donc probablement plus accusée que chez ceux ayant de l'hémiparésie flaccide. Le malade de l'observation XIV a eu à plusieurs reprises des phénomènes méningitiques à la suite desquels l'hémiplégie s'aggravait, et cette aggravation portait principalement sur les contractures qui s'accusaient un peu plus après chacun des accidents cérébraux.

Un autre de nos malades, dont l'observation a été publiée déjà dans la thèse de Pauly, est un cas exceptionnel dans la science.

Après avoir eu une hémiplégie infantile sans contractures, il fut pris, à l'âge de cinquante ans d'un ictus apoplectique à la suite duquel l'hémiplégie s'accompagna de contractures intenses et définitives. L'aggravation d'une lésion du neurone central semble bien, dans ce cas, le fait des contractures.

Une lésion importante du neurone moteur central en un point quelconque de son trajet serait donc la cause de l'excitabilité réflexe de la moelle, mais d'autres influences, périphériques surtout, modifient en plus ou en moins cette excitabilité. On voit, en effet, chez des hémiplégiques dont la lésion cérébrale n'est certainement plus en évolution, des variations fréquentes et souvent brusques dans l'intensité des contractures. Par exemple, l'administration de noix vomique à un hémiplégique augmente momentanément les contractures. Celles-ci diminuent, au contraire, quand on modifie la circulation par une compression forte à la racine du membre.

Ces causes secondaires des contractures hémiplégiques sont probablement très complexes et en tout cas encore mal élucidées. Marinesco pense que les altérations anatomiques des muscles et l'immobilisation douloureuse des membres ont pour effet d'augmenter les contractures.

II. Mouvements involontaires.

Les neuropathologistes admettent tous actuellement que les mouvements involontaires peuvent être produits par une lésion des neurones moteurs supérieurs en un point quelconque de leur trajet. En général, pour expliquer le mécanisme physiologique de ces troubles moteurs, on dit qu'il s'agit d'une lésion légère dont la conséquence est une excitation de l'influx nerveux.

La théorie précédente, admise pour les contractures, peut s'adapter également aux contractures intermittentes et aux mouvements involontaires. Il faudrait supposer que le neurone cortico-spinal lésé remplit dans ce cas, vis-à-vis du neurone périphérique, l'office d'un frein fonctionnant d'une façon intermittente. Les moments où l'action de ce frein manquerait correspondraient aux contractions involontaires.

III. Troubles trophiques.

Pour expliquer les troubles trophiques des hémiplégiques, diverses théories ont été émises en faveur et se sont remplacées, suivant que les données nouvelles de l'anatomie pathologique et de la physiologie leur étaient ou non favorables. On a supposé tour à tour des nerfs trophiques chargés spécialement des fonctions de nutrition, puis des fonctions trophiques qu'on attribuait à telle ou telle partie du système nerveux. Actuellement, les physiologistes, avec Morat, admettent que la nutrition est un état d'équilibre réflexe qui dépend de la double fonction des neurones moteurs et sensitifs. Une lésion atteignant un point quelconque de cet arc réflexe peut produire des troubles de nutrition.

La théorie la plus ancienne émise par Charcot et soutenue par ses élèves Pitres et Brissaud localisait dans les cornes antérieures les amyotrophies post-hémiplégiques. C'était attribuer, par conséquent, au seul neurone spino-musculaire une influence trophique sur les muscles.

Joffroy et Achard ont soutenu plus récemment la même idée, mais ils admettent que dans certains cas les lésions des cornes antérieures sont, ou purement dynamiques ou si faibles, que nos moyens actuels d'investigation anatomique ne peuvent les déceler. Gerest est du même avis et, dans sa thèse sur les affections systématiques des neurones, il dit que les lésions du neurone moteur central ne s'accompagnent pas d'amyotrophies, s'il n'y a pas de lésion consécutive du neurone moteur périphérique. Dans les publications de ces dernières années, des observations de plus en plus nombreuses signalent des amyotrophies hémiplégiques sans lésion du neurone moteur périphérique. Aussi, les neuro-pathholologistes actuels, tels que Raymond, dans ses cliniques des maladies du système nerveux de 1900, Dejérine, dans un article du *Traité de pathologie générale*, paru dernièrement, adoptent l'opinion que Babinski a ainsi précisée : « une lésion cérébrale, dit cet auteur, peut provoquer une atrophie musculaire prononcée, sans que les cellules des cornes antérieures soient détruites ou atrophiées et sans que les nerfs moteurs présentent la moindre trace de dégénérescence. »

De ces constatations anatomiques sont nées les hypothèses permettant d'expliquer les troubles trophiques par lésion cérébrale ne s'étendant pas à la moelle. Une première hypothèse consiste à admettre que le neurone moteur supérieur possède une action trophique sur les muscles. Elle a été émise d'abord par Quincke, Borgherini, Eisenlohr. Un autre admet que la nutrition est le résultat d'une action réciproque des deux neurones l'un sur l'autre. C'est ainsi que Goldscheider et Schaffer expliquent les amyotrophies. Pour eux, le neurone moteur périphérique présente un affaiblissement de son influx trophique, quand le neurone central est altéré. Steiner estime également qu'il s'agit d'un trouble dans l'action trophique des centres médullaires et ce trouble est produit par la lésion des centres supérieurs. Chez l'enfant, les centres inférieurs ne possèdent pas encore vis-à-vis des centres supérieurs l'indépendance qu'ils acquerront plus tard, et il en résulte qu'au début de la vie une lésion des neurones moteurs supérieurs amène un trouble plus considérable dans l'action trophique des neurones périphériques. Il y a, dans cette explication, une grande analogie avec la théorie que Mya et Levi adoptent pour les contractures.

Dejérine a constaté chez certains hémiplégiques des névrites périphériques dont il fait dépendre les amyotrophies. C'est donc là une explication nouvelle qui rapporte les troubles trophiques sans altération des cornes antérieures à une lésion de prolongement périphérique du neurone moteur inférieur. Nous pensons avec Morat que toute lésion des neurones moteurs, en un point quelconque de leur trajet, peut produire des amyotrophies et que cette théorie est peut-être vraie dans certains cas, mais il faudrait encore préciser et dire que la lésion du prolongement périphérique du neurone moteur inférieur s'ajoute à la lésion du corps cellulaire du neurone moteur supérieur et que ces deux lésions combinent leur action pour produire l'amyotrophie. Pour admettre d'une façon absolue la théorie de Dejérine et dire que les amyotrophies posthémiplégiques sont toujours causées par des névrites périphériques, il faudrait pouvoir prouver que la lésion du prolongement du neurone périphérique existe dans tous les cas d'amyotrophies et avant ces troubles trophiques. Or, il existe des cas certains d'amyotrophies hémiplégiques sans névrites périphériques.

Nous avons dit plus haut que Morat et certains physiologistes admettaient actuellement que les neurones sensitifs avaient également une influence sur les phénomènes de nutrition et que de leur lésion pouvaient découler des troubles trophiques. Cette donnée physiologique a déjà été appliquée à la clinique. C'est ainsi que Gilles de la Tourrette note la coïncidence fréquente des arthropathies douloureuses des membres hémiplégiques avec les troubles trophiques de ces mêmes membres. Il attribue à ces troubles de la sensibilité une influence sur les amyotrophies. Dans un article récent de la *Revue de médecine*, dont nous avons déjà parlé, Chatin passe en revue les cas où chez des hémiplégiques les amyotrophies concordent avec des troubles sensitifs. S'appuyant sur ses observations, sur celles de Brissaud, Borgherini et Monakow, il admet la fréquence de la coexistence des troubles sensitifs et trophiques. De ces diverses études cliniques, il faudrait conclure que la cause des amyotrophies post-hémiplégiques résiderait le plus souvent en partie dans une lésion des neurones sensitifs, soit centraux, soit périphériques, lésion accompagnant celle des neurones moteurs et produisant, de concert avec elle, les troubles trophiques.

Il nous reste à parler d'une dernière théorie basée sur des faits d'expérimentation et de clinique qui font admettre une origine cérébrale du grand sympathique.

Parmi les neurones moteurs provenant des centres corticaux, quelques-uns se rendent aux muscles lisses des parois vasculaires. Une lésion des hémisphères cérébraux atteignant ces neurones vaso-moteurs produirait des troubles dans la circulation sanguine des membres hémiplégiques et, parmi ces troubles, il faudrait ranger les changements de température et de vascularisation et les troubles de nutrition des membres.

C'est ainsi que les amyotrophies ne seraient pas la conséquence d'une modification de la trophicité, mais seraient causées indirectement par un trouble d'ordre vaso-moteur. Il est évident, dans ce cas, que la lésion aurait le même effet si elle atteint seulement les neurones vaso-moteurs supérieurs sans s'étendre aux neurones vaso-moteurs périphériques. Roth et Mouratow, Darkschewitch, ont les premiers envisagé cette explication en s'appuyant sur les phénomènes cliniques des membres hémiplégiques.

Preobrajensky, dans une communication récente faite au Congrès des médecins russes a étudié particulièrement les troubles de vascularisation des membres hémiplégiques et, de ses recherches, il résulte qu'ils existent très fréquemment, au moins à l'état latent et qu'ils coïncident souvent avec les troubles trophiques. Tels sont les faits cliniques qui sont en faveur de cette théorie en ce qui concerne l'hémiplégie de l'adulte.

Après avoir ainsi passé en revue les différentes théories pathogéniques des troubles trophiques, voyons dans nos observations quels sont les faits cliniques qui sont en faveur de telle ou telle hypothèse.

Dans le chapitre précédent, en étudiant les rapports des troubles sensitifs avec les troubles trophiques, nous avons vu qu'il nous était impossible de formuler des conclusions fermes sur la fréquence plus ou moins grande de leur coexistence, mais que des troubles trophiques prononcés existaient chez quelques-uns de nos malades sans troubles sensibles. Tout en admettant la théorie de Morat, nous pensons donc que, dans l'hémiplégie infantile, les troubles trophiques sont rarement causés par une lésion des neurones sensitifs.

En ce qui concerne l'hypothèse que nous avons étudiée en dernier lieu, et qui rapporte aux lésions des neurones vaso-moteurs les troubles trophiques des membres, elles nous paraît expliquer d'une façon très satisfaisante le plus grand nombre de cas d'hémiplégie infantile, surtout ceux où la lésion est uniquement cérébrale, sans dégénérescence du faisceau pyramidal.

En effet, chez près de la moitié de nos malades, nous avons constaté des troubles vaso-moteurs apparents à la simple inspection des membres et nous en avons conclu que probablement, chez presque tous, ces troubles existaient à l'état latent. Or, il est évident que, même légers, des troubles de circulation sanguine d'un membre, débutant dans les premières années de la vie et persistant pendant toute la période de croissance, doivent avoir une influence bien suffisante pour amener cette légère imperfection de développement constatée chez beaucoup de nos malades. On comprend alors aussi très bien pourquoi ces troubles atrophiques sont réguliers et généralisés à tout le membre hémiplégique.

Nous sommes donc d'avis d'adopter cette théorie pathogénique pour le plus grand nombre de cas.

Chez quelques-uns de nos malades qui présentent des contractures musculaires, les troubles trophiques sont beaucoup plus accentués sur les muscles contracturés. Dans ces cas particuliers, nous serions porté à admettre une modification de la trophicité par altération, soit seulement du neurone moteur supérieur, soit des deux neurones moteurs central et périphérique. Pour le premier cas, l'opinion de Steiner nous paraît très satisfaisante, ayant une grande analogie avec celle que nous avons adoptée pour les contractures qui coexistent si fréquemment avec les amyotrophies prononcées.

IV. Troubles hypertrophiques.

Nous avons vu dans le chapitre II qu'on pouvait rencontrer dans l'hémiplégie enfantile des troubles hypertrophiques du côté des organes glandulaires, mamelle et testicule, et du côté des muscles et du squelette des membres atteints.

On a donné comme explication des hypertrophies musculaires qui, par le fait des mouvements involontaires, le muscle fonctionnant d'une manière à peu près constante, augmente du fait même de son activité. C'était comparer cette hypertrophie musculaire à celle que présentent les membres des athlètes ou des lutteurs. Chez eux et chez tous les sujets qui font beaucoup d'exercice musculaire, le squelette est également très développé, de sorte que l'explication pourrait être vraie pour l'hypertrophie osseuse que nous avons signalée chez une de nos malades. Une objection importante peut être faite à cette théorie c'est que, dans un certain nombre de cas, on constate des mouvements involontaires notables, sans hypertrophie musculaire ni osseuse.

L'hypertrophie unilatérale du sein peut être attribuée aux mouvements qui se passent dans le grand pectoral et qui, en soulevant la glande, déterminent dans ses lobules une excitation qui, bien que non fonctionnelle, n'en est pas moins suffisante pour amener leur augmentation de volume.

Mais nous ferons remarquer que, dans le cas de Bourneville (thèse de Leblais), il est dit seulement que la malade avait de la contracture et qu'il n'est fait allusion ni à l'hypertrophie du membre supérieur, ni à l'athétose. Au reste, l'explication ne pourrait être valable pour l'hypertrophie du testicule également constatée par Bourneville.

Il semble donc plus rationnel d'admettre pour tous les troubles hypertrophiques que la lésion irritative du faisceau pyramidal est légère dans ce cas et qu'elle retentit sur les cellules médullaires juste assez pour exciter leur vitalité et exalter leur rôle trophique (Lannois).

CHAPITRE V

OBSERVATIONS

Parmi les observations que l'on trouvera dans ce chapitre, quelques-unes seulement ont déjà été publiées et nous avons résumé ces dernières en ne tenant compte que de la partie clinique. En ce qui concerne les troubles trophiques et la mensuration des membres, nous avons pris les règles suivantes. La circonférence de l'épaule est prise au niveau de la saillie de l'acromion et en passant dans le creux axillaire, celle de la cuisse à la racine du membre. Les circonférences du bras, de l'avant-bras et de la jambe sont prises aux points où elles présentent leur maximum ; celle de la main à la partie moyenne entre le pouce et les autres doigts; celle du pied à égale distance du talon et de l'extrémité du gros orteil.

Pour mesurer la longueur des membres, nous avons pris les points de repère suivants. Sur le membre supérieur écarté à angle droit du tronc avec ses divers segments en extension : l'acromion, l'olécrane, l'apophyse styloïde du cubitus, l'interligne métacarpo-phalangienne du médius. Sur le membre inférieur en extension et en contact sur la ligne médiane, avec le membre opposé : l'épine iliaque antéro-inférieure, le milieu de la rotule, la malléole externe, l'interligne métatarso-phalangien du gros orteil. Dans les cas à attitudes vicieuses impossibles à corriger, le membre sain était placé dans une position analogue à celle du membre contracturé.

OBSERVATION I

Hémiplégie infantile gauche; parésie sans contractures ni hypertonie; légers troubles trophiques des muscles et du squelette.

M... Jean, vingt-deux ans, Hôtel-Dieu, salle Saint-Jean, service de M. Bouveret, juin 1900.

La mère et le frère du malade sont morts assassinés ; lui-même qui avait alors trois ans fut victime du même assassin. Il reçut des coups sur la tête et porte encore à ce niveau des cicatrices multiples. C'est de cette époque que date l'hémiplégie. Il y avait eu perte de connaissance, mais de courte durée. Avant cet événement, le malade marchait très bien sans paralysie. A l'âge de cinq ans, le malade fut traité à la Charité pour une affection du pied gauche avec suppuration qui nécessita une intervention chirurgicale. Il n'a jamais eu de convulsions.

Du côté de ses membres gauches, le malade accuse une impotence notable surtout au membre inférieur, cependant il fait sans grande difficulté le métier de jardinier.

Il a quelquefois dans la jambe gauche la sensation de crampes ou de raideur. Les membres gauches sont bien plus sensibles au froid que les membres droits. La main gauche exposée à l'air prend une teinte violacée qui contraste avec la coloration de la main droite.

État actuel des membres gauches.

Le membre supérieur gauche est capable de faire tous les mouvements avec toute leur ampleur, sauf l'abduction et l'extension du pouce qui sont incomplètes. Il faut noter également que la flexion volontaire des doigts entraîne celle du pouce.

La force musculaire est moyenne, mais la résistance est bien moindre qu'à droite aux mouvements forcés, de flexion, d'extension ou d'abduction des segments de membres. Cette parésie est également répartie sur toute l'étendue du membre depuis l'épaule jusqu'aux doigts. Les mouvements de supination sont surtout faibles malgré les efforts du malade et, avec une force modérée, on maintient le bras et la main en pronation.

Le membre supérieur gauche ne présente pas d'attitude fixe régulière; on note cependant que le pouce est fléchi légèrement dans la paume de la main.

Il n'y a pas de contractures ni raideur musculaire.

Les réflexes tendineux ne sont pas exagérés.

La mensuration donne les chiffres suivants.

	Gauche	Droite
Longueur : totale	77	81,5
— bras	29	31
— avant-bras	29	30
— poignet et main	8	8,5
— médius	11	11,5
Circonférence : épaule	37	39
— bras	26,5	31
— avant-bras	24	29
— main	24	37,5
— médius	7	7,8

Le membre inférieur gauche est capable de faire tous les mouvements, mais ils ont moins de force qu'à droite. La parésie porte plus spécialement sur les fléchisseurs du pied et des orteils. Le malade ne peut pas se tenir debout sur ce seul membre; on n'y constate aucune raideur ni contracture. Le réflexe rotulien est exagéré ; on produit avec beaucoup de peine un léger clonus du pied.

Comme attitude vicieuse, il faut noter un léger pied bot équin, de sorte que le malade traîne un peu la pointe du pied en marchant et n'use pas le talon de sa chaussure. Cette déformation est due probablement en grande partie à la lésion osseuse du pied et à l'intervention chirurgicale.

La mensuration donne comme :

	Gauche		Droite	
Longueur : cuisse	41,5	86,5	42	87
— jambe	45		45	
— pied	17		20	
— gros orteil	7		7	
Circonférence : cuisse	50		54	
— jambes	33		38	
— pied	26		28,5	

La sensibilité est normale partout.

OBSERVATION II

Hémiplégie infantile gauche; parésie sans contractures ni hypertonie; légers troubles trophiques des muscles du membre supérieur.

R... Mathilde, vingt ans, entre le 14 juin 1898, service de M. Lannois, Hospice de l'Antiquaille, salle Sainte-Clotilde. Père alcoolique ; pas d'autres antécédents héréditaires notables. La malade est née à terme, bien constituée, sans dystocie. La mère était âgée de quarante-cinq ans et avait eu une grossesse sans trouble pathologique, mais on note qu'elle aurait eu une frayeur vive au troisième mois de sa grossesse.

La malade n'a pas eu de convulsions; à l'âge de trois mois et à la suite d'une chute d'une hauteur peu élevée, elle aurait eu, au dire de sa sœur, une faiblesse du côté gauche.

Un point intéressant de l'observation consiste dans un énorme nœvus angiomateux de la face, qu'on trouvera décrit avec soin dans la nouvelle iconographie de la Salpêtrière.

Nous ne nous occupons que de l'hémiplégie gauche datant de l'enfance.

État actuel des membres gauches (septembre 1900).

Le *membre supérieur gauche* ne présente ni raideur musculaire ni contracture; il n'y a pas d'attitude vicieuse permanente.

Les mouvements sont tous possibles, mais ils ont moins de force que du côté droit; les mouvements plus spécialement affaiblis sont les mouvements de latéralité des doigts et du pouce et l'extension du poignet : au dynamomètre, la malade donne 14 à gauche et 17 à droite.

La mensuration donne comme :

		Gauche	Droite
Longueur :	totale	61	62,5
—	bras	22	22,5
—	avant-bras	21	32
—	main et poignet	10	10
—	médius	8	8
Circonférence :	épaule	28	32
—	bras	22,5	25
—	avant-bras	21	22
—	main	16,5	18

Le *membre inférieur gauche* présente une impotence très légère et la malade traîne un peu cette jambe en marchant; cependant tous les mouvements sont possibles, il n'y a pas de raideur musculaire, le réflexe rotulien est plus fort qu'à droite; on produit assez facilement le clonus du pied gauche. La mensuration fait constater une différence à peine appréciable dans la circonférence de la jambe gauche comparée à celle de droite. Les autres mesures, en longueur notamment, sont les mêmes pour les deux membres inférieurs.

La *sensibilité* est complètement abolie au tact et à la piqûre ainsi qu'aux sensations de froid et de chaud.

Le sens stéréognoscique est aboli.

Le sens musculaire est normal.

OBSERVATION III

Hémiplégie infantile droite, probablement congénitale; parésie et troubles trophiques légers, musculaires et osseux du membre supérieur droit; athétoso-chorée de ce membre à l'occasion seulement des mouvements volontaires; légère hypertonie inconstante.

M..., Joseph, trente-huit ans, Hospice du Perron, salle Saint-Léon, service de M. Pic. Aucun antécédent héréditaire névropathique. Il est né à terme, et l'accouchement fut normal.

L'hémiplégie droite fut remarquée alors qu'il était en nourrice et sans que le début soit précisé. Il n'y aurait pas eu de convulsions et on ne signale aucune maladie infectieuse de l'enfance. En 1899, le malade fut traité à l'hôpital Saint-Pothin pour une affection gastrique.

État actuel des membres droits (septembre 1900).

Le *membre supérieur droit* est immobile au repos et ne présente pas d'attitude fixe; les mouvements ont moins de force que du côté gauche et certains mouvements sont impossibles; ce sont l'extension du poignet, la supination de la main et de l'avant-bras, les mouvements de latéralité des doigts.

On constate que les segments de membres ne sont pas toujours parfaitement souples et qu'il existe d'une façon intermittente un peu d'hypertonie.

Les mouvements volontaires possibles s'accompagnent de légers mouvements athétoïdes et choréiformes qui causent une certaine maladresse.

La main droite est le siège de troubles vaso-moteurs légers :

sous l'influence du froid elle prend une teinte un peu cyanique.

La mensuration donne comme :

	Droite	Gauche
	—	—
Longueur : bras.	24	28
— avant-bras . . .	22	25
— main et médius . .	17	20
Circonférence : avant-bras . .	21	23
— main	16	17,5

Les autres mesures sont les mêmes.

Le *membre inférieur droit* ne présente aucun trouble important, le malade n'y accuse pas d'impotence.

La *sensibilité* est normale partout ; le sens stéréognosciquе est conservé et le malade a très nettement la sensation de localisation de ses membres.

OBSERVATION IV

(Publiée par MM. Pic et Piéry, *Province médicale*, 1897.)

Hémiplégie infantile droite, d'origine hérédo-syphilitique ; au membre supérieur, parésie notable sans contracture ; mouvements athétosiques de la main, troubles trophiques musculaires et osseux ; au membre inférieur, parésie légère, troubles trophiques légers des muscles.

G..., Berthe, dix-huit ans, consultation des maladies nerveuses. Le père a présenté une hyperostose du tibia, très amélioré par un traitement ioduré ; la mère a eu plusieurs fausses couches.

La malade née à terme a présenté à l'âge de trois mois une rhinite avec phénomènes d'athrepsie.

A l'âge de neuf ans on s'aperçut, le matin au réveil, que l'enfant était aphasique et atteinte d'une paralysie du côté droit ; quinze jours après, les mouvements étaient en partie revenus.

Depuis cette époque la malade a eu assez fréquemment de petites crises convulsives, et récemment quelques grandes crises épileptiformes.

État des membres droits (juin 1896).

Le *membre supérieur droit* présente une diminution notable de la force musculaire pour tous les mouvements ; au dynamomètre la malade donne 16 à gauche et 6 à droite. Il n'y a pas de contractures ni d'attitude vicieuse. Sa main droite présente des mouvements lents et involontaires de flexion des deux derniers doigts au niveau de leur articulation métacarpo-phalangienne et d'opposition du pouce. Les deux autres doigts, au contraire, restent en extension forcée, et on peut même constater que les phalanges sont inclinées légèrement les unes sur les autres dans le sens de l'extension ; ces mouvements n'existent pas dans le reste du membre.

Ce membre supérieur présente une certaine maladresse dans les mouvements volontaires, qui a pour résultat d'augmenter les mouvements athétosiques.

Lorsqu'on ordonne à la malade de serrer un objet, on voit se prononcer les mouvements d'opposition du pouce et de flexion des deux derniers doigts, si bien qu'ils s'appliquent dans la paume de la main sans embrasser l'objet.

Les réflexes tendineux sont exagérés.

La mensuration donne comme

	Droite	Gauche
Longueur : bras.	26,5	30
— avant-bras	20	22,5
— main.	17,5	19
Circonférence : bras.	21	22,5
— avant-bras	20	21

Le *membre inférieur droit* a une légère parésie, notamment la jambe résiste moins aux mouvements forcés de flexion que la jambe gauche. Les réflexes sont exagérés. Il n'y a pas de contracture ni de trémulation épileptoïde.

Au repos on constate quelques légers mouvements involontaires dans les orteils; dans la marche, la malade butte légèrement par suite d'un peu de raideur dans la jambe droite.

La mensuration donne comme

	Droite	Gauche
Longueur : cuisse	44	44
— jambe	39,5	39,5
— pied	25	36
Circonférence : cuisse	39,5	40
— jambe	30	31

OBSERVATION V

Hémiplégie infantile gauche; parésie sans contractures, troubles trophiques légers, musculaires et osseux.

P..., Louise, quatorze ans, Hospice des Chazeaux. Service de M. Lannois, entrée le 28 février 1898.

Pas d'antécédents névropathiques; pas d'alcoolisme des parents; elle est la dernière d'une famille de quatorze enfants, et sa mère avait quarante-quatre ans au moment de sa naissance; l'accouchement fut normal et la malade est née à terme, bien constituée. Elle a parlé et marché de bonne heure. Dans l'enfance elle n'a eu ni rhumatisme, ni chorée, ni convulsions.

A l'âge de huit ans elle a eu pour la première fois une crise avec perte de connaissance, à la suite d'une frayeur vive; depuis cette époque elle a de temps en temps des crises épileptiques sans aura ni localisation des secousses convulsives; elle a des vertiges très fréquents.

Un examen attentif permet de reconnaître une différence légère entre les membres et en défaveur du côté gauche.

État actuel des membres gauches.

Le *membre supérieur gauche* a des mouvements plus faibles

que le droit; les mouvements de latéralité des doigts sont difficiles. Si les doigts sont écartés, la malade a beaucoup de peine à les rapprocher, elle ne peut pas rapprocher le petit doigt de l'annulaire.

Elle dit être maladroite du bras gauche et ne pouvoir rien porter longtemps avec la main gauche, qui laisse souvent échapper les objets. La malade est incapable de ramasser une épingle sur la table avec la main gauche; si on la lui tend, elle arrive avec peine à la saisir. Les doigts présentent de légers mouvements involontaires de latéralité. Malgré sa volonté la malade ne peut pas rester complètement immobile. Il n'y a ni contractures, ni hypertonie, ni attitudes vicieuses. La main gauche a fréquemment, sous l'influence du froid, une coloration plus marquée que la main droite; la malade a eu pendant plusieurs années des engelures persistantes à la main gauche sans en avoir à droite.

A l'inspection, la main gauche paraît plus étroite et les doigts sont plus fuselés; les éminences thénar et hypothénar sont moins accentuées.

La mensuration donne comme

	Gauche	Droite
	—	—
Circonférence : bras	22	23
— avant-bras	20	21
— main.	17	18

Le *membre inférieur gauche* présente une parésie légère ; la marche est normale, mais la jambe gauche se lasse plus vite et la chaussure s'use plus vite de ce côté. Lorsque la malade a marché longtemps et qu'elle reste dans la station debout, rapidement la jambe gauche se fléchit et ne repose plus sur le sol que par la pointe du pied.

État des membres (septembre 1900).

La malade a seize ans et, depuis deux ans les membres ont pris un accroissement notable, mais la différence s'est maintenue en faveur du côté droit.

Au membre supérieur, la mensuration donne comme :

	Gauche	Droite
Longueur : totale	68	70
— bras	28	29
— avant-bras	22	28
— main et médius . . .	18	18
Circonférence : épaule.	29	30,5
— bras	24	25
— avant-bras	23	24
— main	18	19

Pas d'hémianopsie.

La *sensibilité* est normale à la piqûre, diminuée pour le tact au membre supérieur, diminuée pour la sensation du froid et nulle pour la sensation de chaud aux deux membres hémiplégiques.

Le sens stéréognoscique est complètement aboli.

Le sens musculaire est conservé; la malade a la notion de la position de ses membres et reconnaît le poids des objets.

OBSERVATION VI

Hémiplégie infantile droite; parésie sans contractures. Troubles trophiques légers, musculaires et osseux.

B... Joannès, quatorze ans, service des enfants épileptiques, hospice de l'Antiquaille, service de M. Lannois.

Pas d'antécédents héréditaires connus. Le malade a un faciès d'idiot, pousse continuellement des gémissements et sait dire seulement oui ou non. Dans l'observation, on note un assez grand nombre de signes physiques de dégénérescence.

Le malade présente une hémiplégie droite datant de l'enfance, mais on n'a pas d'autres renseignements sur le début et la marche de l'affection.

ÉTAT ACTUEL DES MEMBRES DROITS.

Le *membre supérieur droit* présente une parésie généralisée à tout le membre, mais l'état intellectuel du malade ne permet pas de préciser la force de chaque muscle.

Il n'y a pas de contractures ni de raideur musculaire au repos; le bras est rapproché du corps, l'avant-bras légèrement fléchi, le pouce également légèrement fléchi et regardant la face palmaire.

Les mouvements volontaires de ce membre se font tous, mais avec une certaine maladresse.

La mensuration donne comme :

	Gauche	Droite
	—	—
Longueur : totale	68	69,5
— bras.	38	38[1]
— avant-bras.	18	19
— main et poignet . . .	12	12
— médius	8	8,5
Circonférence : épaule.	35	34,5
— bras.	25	25
— avant-bras	23	23,5
— main.	19,5	22

Le *membre inférieur droit* présente une légère parésie sans contractures; le malade traîne un peu la jambe droite en marchant.

Le réflexe rotulien est un peu fort, pas de clonus du pied.

La mensuration ne fait pas constater de différence entre les deux membres inférieurs.

La *sensibilité* est normale partout.

OBSERVATION VII

Hémiplégie infantile gauche, parésie avec hypertonie sans contractures; légers troubles trophiques musculaires limités à la main gauche.

L... Paul, treize ans, hospice du Perron, salle Gomy, service de M. Pic.

Pas d'antécédent héréditaire névropathique.

A la suite d'un traumatisme, la mère accoucha prématurément du malade au huitième mois : l'accouchement fut normal et l'enfant bien constitué n'avait pas de cyanose.

A l'âge de trois ans et demi, il eut une affection à début brusque et accompagnée de convulsions, qui lui laissa une hémiplégie gauche s'accompagnant d'aphasie : cette hémiplégie fut complète pendant trois mois, puis, peu à peu, l'enfant put se lever et marcher. Depuis cette époque il a des crises épileptiques fréquentes. L'intelligence est toujours restée très obtuse et le malade a pu apprendre seulement quelques mots.

État actuel des membres gauches.

Le *membre supérieur gauche*, à l'état de repos, est appuyé au corps, à demi fléchi, la main tombante, le pouce fléchi dans la main, dont les doigt sont aussi dans la demi-flexion :

Il n'y a pas de contractures, mais on constate cependant un léger degré d'hypertonie.

Le malade se sert moins de ce membre, dont tous les mouvements sont cependant possibles. l'état intellectuel du malade ne permet pas de se rendre compte ni de la localisation de la parésie ni du degré de cette parésie.

A la mensuration on trouve seulement une légère différence dans la circonférence de l'avant-bras et de la main gauche, qui sont un peu moins volumineux que du côté droit.

Le *membre inférieur gauche* est un peu plus faible que le droit. En marchant, le malade lance un peu la jambe gauche et frappe un peu plus le sol avec le talon gauche qu'avec le droit.

La mensuration ne fait pas constater de différence dans le développement des deux membres inférieurs.

OBSERVATION VIII

(publiée par MM. Lannois et Pauly, *Lyon médical*, 1895 et thèse de Pauly, Lyon, 1895).

Hémiplégie infantile gauche; parésie sans contractures; à cinquante ans hémiplégie gauche avec contractures; troubles trophiques osseux et musculaires.

D... Joseph, soixante-six ans, marchand ambulant, entre le 19 décembre 1892 dans le service de M. le professeur Lépine.

Pas d'antécédents héréditaires notables.

La femme du malade est morte depuis longtemps, d'affection indéterminée. Deux enfants sont morts en bas âge.

Vers l'âge de dix-huit mois à deux ans, le malade eut une affection cérébrale grave, sur laquelle il ne peut donner de détails précis. Depuis cette époque, il eut une hémiparésie gauche avec léger arrêt de développement.

Le membre inférieur a toujours été beaucoup plus utile au malade que le membre supérieur, dont il ne pouvait guère se servir pour les travaux pénibles, mais dont la parésie ne l'empêchait pas cependant d'exercer le métier de tailleur. En réalité, il était loin d'avoir une impotence complète du côté gauche.

Cet état persista toute la vie du malade sans aucune modification, jusqu'à il y a une dizaine d'années.

A ce moment le malade eut une attaque avec perte de connaissance, à la suite de laquelle la parésie gauche se transforma en une véritable hémiplégie, à laquelle succéda rapidement une contracture progressive, d'abord des fléchisseurs de l'avant-bras sur le bras, puis des fléchisseurs de la main et des doigts.

État actuel des membres gauches.

Au *membre supérieur*, tous les os du squelette sont réduits de volume; clavicule, omoplate, humérus, cubitus et radius. De même les phalanges du côté gauche sont plus courtes qu'à droite. Le grand pectoral est contracturé et fixe le bras contre le tronc, dont il ne peut être écarté. Le deltoïde est extrêmement atrophié. Le biceps et le brachial antérieur sont le siège de contractures amenant une flexion permanente à angle droit de l'avant-bras sur le bras. La main est le siège d'une déformation très accentuée; elle est fléchie à angle droit sur l'avant-bras : le pouce présente une forte adduction, l'index est en extension forcée sur le métacarpe, les autres phalanges au contraire sont fortement fléchies.

Au *membre inférieur*, le pied gauche présente un certain degré d'équinisme, avec exagération de la concavité plantaire. Le talon est élevé, et c'est la partie antérieure du trépied plantaire qui porte sur le sol. Atrophie considérable des masses musculaires de la cuisse et de la jambe. Le réflexe rotulien est exagéré de ce côté.

Le côté paralysé se refroidit plus facilement que l'autre.

La *sensibilité* est très diminuée du côté paralysé à tous les modes.

OBSERVATION IX

Hémiplégie infantile droite, contractures légères, mouvements athétoïdes de la main droite. — Troubles trophiques légers, musculaires et osseux.

D... Melchior, onze ans, service des enfants épileptiques, hospice de l'Antiquaille, service de M. Launois.

Pas d'autres antécédents héréditaires que l'alcoolisme du père. Le malade est né à terme, sans dystocie.

Il a marché à dix-huit mois et a parlé à deux ans.

A l'âge de onze mois il a eu des convulsions, et depuis cette époque il a des crises épileptiques assez fréquentes, qui pendant longtemps ont été localisées du côté droit et qui furent ensuite des crises généralisées.

L'intelligence est très obtuse, et généralement le malade ne répond pas aux questions posées.

Il présente une hémiplégie droite datant des premières années de la vie.

État actuel des membres droits (26 septembre 1900).

Le *membre supérieur droit* est presque toujours immobile, cependant, à certains moments, l'enfant peut faire avec ce bras des mouvements assez étendus ; au repos, l'avant-bras présente une légère flexion sur le bras ; la main est animée de quelques légers mouvements athétosiques.

On constate à ce membre des contractures permamentes, mais qu'il est assez facile de supprimer.

La mensuration donne comme :

	Gauche.	Droite.
Longueur totale.	58	60,5
— bras	23	25
— avant-bras	20,5	20,5
— main et poignet	7,5	8,5
— médius	7	7

Les circonférences ne présentent pas de différence notable.

Le *membre inférieur droit* présente une légère parésie ; dans la marche le malade traîne un peu la jambe droite et la pointe du pied frotte le sol ; il ne peut pas se tenir debout sur le membre inférieur droit.

La mensuration donne comme :

	Gauche.	Droite.
Longueur : cuisse	38	38
— jambe	35	35,5
— pied	15	16
Circonférence : cuisse	39	41
— jambe	25,5	26
— pied	21	22

La *sensibilité* est conservée à la douleur ; il n'est pas possible de se rendre compte des autres modes de sensibilité.

OBSERVATION X

Hémiplégie infantile gauche; contractures légères. — Troubles trophiques, musculaires et osseux.

V... Claude, dix ans, service des enfants épileptiques, hospice de l'Antiquaille, service de M. Lannois.

Pas de renseignements sur les antécédents héréditaires ou personnels. Le malade est d'une intelligence très obtuse, ce qui gêne considérablement l'examen. Il semble ne pas comprendre ce qu'on lui dit, et prononce des paroles inarticulées et inintelligibles. On note plusieurs signes physiques de dégénérescence

Il y a une hémiplégie gauche très nette.

État actuel des membres gauches (janvier 1900).

Le *membre supérieur gauche* a une parésie légère sans qu'on puisse préciser.

Au repos, le bras gauche est collé au tronc, et l'avant-bras un peu fléchi sur le bras ; il existe des contractures légères qu'on peut vaincre assez facilement.

La mensuration donne comme :

	Gauche.	Droite.
Longueur totale	57	63
— bras	23	28
— avant-bras	17	18
— main et poignet	8	10
— médius	9	9
Circonférence : épaule	24	26
— bras	19	20
— avant-bras	17	19
— main	16	17

Le *membre inférieur gauche* présente une impotence marquée dans la marche, mais cette impotence est due, en grande partie, à une cicatrice vicieuse par brûlure. On ne peut pas se rendre compte de l'état des réflexes rotuliens.

La mensuration donne comme :

Longueur : cuisse	31	62	35	68
— jambe.	31		33	
— pied	15		16	

OBSERVATION XI

Hémiplégie infantile droite ; contractures et attitudes vicieuses au membre supérieur. — Troubles trophiques, surtout marqués à ce membre.

M... Jean, soixante-quatre ans, jardinier, salle Saint-Émile, hospice du Perron, service de M. Pic.

Pas d'antécédents héréditaires notables. A l'âge de sept ans et demi et à la suite d'une insolation, il fut atteint d'une paralysie du côté droit, et depuis cette époque il présente des crises douloureuses s'accompagnant de secousses convulsives dans ce côté. Ces crises, qui durent quatre à cinq minutes, se produisent deux ou trois fois par mois et ne s'accompagnent ni de perte de connaissance, ni de morsure de la langue, ni d'écume à la bouche.

Le malade est d'une intelligence assez développée.

État actuel des membres droits.

Le *membre supérieur droit* n'est capable que de très légers mouvements volontaires; il présente des contractures fortes avec une attitude vicieuse au repos, qu'il est impossible de corriger.

Le bras est collé au tronc, l'avant-bras en flexion sur le bras et en pronation ; le poignet est fléchi sur l'avant-bras, les doigts fléchis dans la main, ne recouvrant cependant pas le pouce qui est étendu.

La mensuration donne comme :

	Droite.	Gauche.
Longueur : bras.	27	28
— avant-bras.	20	23
Circonférence : épaule. . . .	28	31
— bras	21	23
— avant-bras.	24	26
— main.	19	21

Le *membre inférieur droit* présente une parésie assez marquée, surtout pour les mouvements de flexion de la jambe et du pied. Toutefois les mouvements volontaires sont tous possibles, mais le malade a beaucoup de peine à fléchir la jambe sur la cuisse.

Le réflexe rotulien est exagéré et on produit facilement la trépidation épileptoïde de la jambe droite. On constate un peu d'atrophie de la jambe, dont la circonférence et de 29 centimètres contre 33 centimètres à gauche.

La *sensibilité* est normale, sauf un peu d'hypoesthésie à la chaleur; le sens musculaire est bien conservé.

OBSERVATION XII (planches I et II [1])

Hémiplégie infantile gauche; contractures et attitudes vicieuses pesmanentes du membre supérieur avec troubles trophiques accentués surtout sur les muscles; au membre inférieur, parésie avec hypertonie.

G... Marius, vingt neuf ans, salle J.-B. Giraud, hospice du Perron (Service du Dr Lannois, puis du Dr Chatin).

Pas d'antécédents héréditaires à signaler, père âgé de trente-

[1] D'après des photographies dues à M. L. Mayet, interne du service de M. Lannois.

cinq ans, mère âgée de vingt-huit ans, au moment de la naissance du malade ; l'accouchement fut normal, sans forceps ni version.

L'enfant, bien constitué, fut mis en nourrice, et à son retour on constata qu'il portait sur le côté droit du crâne une tumeur assez volumineuse, qui fut ponctionnée par le Dr Létiévant et sur laquelle on fit ensuite de la compression avec des bandes de diachylon. Cette tumeur disparut progressivement pour faire place à la dépression qui existe actuellement.

A son retour de nourrice, l'enfant présentait également une hémiplégie gauche qui était survenue à la suite de convulsions, et il ne put arriver à marcher convenablement qu'à l'âge de dix ans.

Il a, depuis l'âge de dix-huit ans, des vertiges, et depuis l'âge de vingt-quatre ans, des crises épileptiformes.

Les crises s'annoncent par une aura dans le bras gauche, s'accompagnant de chute, perte de connaissance et secousses convulsives. Il n'y a pas de morsure de la langue.

Le crâne petit, sans bosse occipitale, présente un peu en arrière de la bosse pariétale droite et empiétant même légèrement sur elle une large solution de continuité de la paroi osseuse, à grand axe mesurant 8 cm. 5, placé dans un plan vertico-transversal, et à petit axe antéro-postérieur mesurant 3 cm. 5 dans ses plus grandes dimensions. A ce niveau on perçoit à la vue et au palper des battements isochrones au pouls.

État actuel des membres gauches :

Le *membre supérieur gauche* présente une attitude vicieuse impossible à corriger à cause de fortes contractures musculaires. Le bras est appliqué au tronc, l'avant-bras en flexion et en pronation, la main fléchie fortement sur l'avant-bras avec subluxation très accentuée du poignet en arrière.

Les mouvements volontaires sont très restreints à ce membre ; le coude est légèrement mobile.

La mensuration donne comme :

	Gauche.	Droite.
	—	—
Longueur : bras	28	31
— avant-bras	21	24
— main et médius . . .	16	17
Circonférence : épaule.	23	25
— bras	18	22
— avant-bras	16	21
— main.	15,5	18

Le *membre inférieur gauche* présente une impotence notable, sans contractures, mais avec un peu d'hypertonie. Le malade ne peut se tenir debout sur cette jambe seule.

La démarche est légèrement spasmodique.

Le réflexe rotulien est notablement exagéré.

La mensuration ne fait pas constater de différence dans le développement des deux membres inférieurs.

La *sensibilité et le sens musculaire* sont normaux.

OBSERVATION XIII

Hémiplégie infantile gauche; contractures et attitudes vicieuses notables ; troubles trophiques assez marqués, surtout au membre supérieur, pour les muscles.

R... Rosine, quatorze ans. Consultation des maladies nerveuses de M. le Dr Lannois à l'Antiquaille.

Père bien portant, un peu alcoolique. Mère bien portante. Pas d'antécédents névropathiques.

La malade a eu douze frères ou sœurs dont neuf sont morts ; huit sont morts avant l'âge d'un an, l'un de convulsion, les autres d'affections indéterminées.

Personnellement, pas d'accidents au moment de la naissance ; à sept mois, elle a eu la coqueluche ; elle a marché à dix mois et parlé convenablement à trois ans. Elle a eu à plusieurs reprises des convulsions, de l'âge de quatorze mois à dix-huit mois, et à ce moment apparut l'hémiplégie gauche.

Depuis cette époque, et jusqu'à l'âge de sept ans, la malade a eu des crises épileptiformes, avec secousses limitées au côté gauche et sans perte de connaissance.

Il y a huit mois, les règles apparurent, et depuis ce moment elle a eu quelques crises épileptiques franches avec perte de connaissance.

État actuel des membres gauches (mai 1900).

Le *membre supérieur gauche* présente une parésie notable, surtout pour les mouvements de l'avant-bras, de la main et des doigts ; cependant les mouvements volontaires sont tous possibles.

Au dynamomètre, la malade donne avec la main droite 30, et avec la main gauche 5.

Au repos, ce membre présente une légère flexion de l'avant-bras et des doigts ; les muscles fléchisseurs sont contracturés, mais on peut arriver assez facilement à corriger l'attitude vicieuse.

Les réflexes tendineux sont forts de ce côté.

La malade dit que les membres gauches sont plus sensibles au froid que les membres droits.

La mensuration donne comme :

		Gauche.	Droite.
		—	—
Longueur :	totale	65,5	70,5
—	bras	28	31
—	avant-bras	21	22
—	main et poignet	8,5	9
—	médius	8	8,5
Circonférence :	épaule	27	34
—	bras	23	25,5
—	avant-bras	19	20,5
—	main	17	19,5
—	médius	5,5	6,2

Le *membre inférieur gauche* présente une parésie surtout marquée pour les mouvements du pied, qui a une légère attitude vicieuse en varus équin : dans la marche, la malade a une légère boiterie.

Le reflexe rotulien est fort ; on produit assez facilement le clonus du pied gauche.

La mensuration donne comme :

	Gauche.		Droite.	
Longueur : cuisse	41	} 79	42	} 81
— jambe	38		39	
— pied	14		15	
— gros orteil	4		5	
Circonférence : cuisse	54		55	
— jambe	32		34	
— pied	21		22	

Il faut ajouter à l'observation que la malade présente une *hypertrophie légère du sein gauche*, côté de l'hémiplégie. L'aréole mesure de haut en bas, 4 cm. 2 à gauche et 3 cm. 5 à droite. La dimension transversale du sein gauche est de 19 centimètres ; celle du droit de 17 cm. 5.

La *sensibilité* est normale partout.

OBSERVATION XIV

Hémiplégie infantile gauche ; contractures légères ; athétosochorée du membre supérieur ; troubles trophiques osseux.

T... Charles, vingt-trois ans, Hospice du Perron, salle Saint-Léon, 24 décembre 1897, service de M. Pic.

Le père du malade était alcoolique ; pas d'autres antécédents héréditaires. L'accouchement de la mère fut normal. Le malade né à terme, était bien constitué. A l'âge de sept mois, il a eu des convulsions qui lui laissèrent une hémiplégie gauche, et il resta ensuite trois ans sans pouvoir se tenir debout, ni marcher.

A l'âge de quatre ans seulement il commença à marcher. Il a eu, à plusieurs reprises, à sept ans, à 9 ans, à 12 ans, des affections aiguës fébriles, mal déterminées, s'accompagnant de phénomènes méningitiques. A la suite de chacune de ces affections, sa paralysie augmentait et, principalement, les contractures étaient plus accusées.

Les mouvements involontaires ont fait leur apparition à la suite de la dernière affection fébrile que le malade a eue à l'âge de douze ans.

État actuel des membres gauches :

Le *membre supérieur gauche* présente une attitude ordinaire en flexion, mais, d'une façon fréquente surtout, si le malade est l'objet d'un examen, il présente des mouvements involontaires assez intenses. C'est une reptation de la main avec mouvements continus des doigts, qui s'étendent et s'écartent successivement pendant que la main se met en extension forcée sur le carpe, puis la flexion succède et la main se ferme ; par moments, le bras et l'avant-bras sont animés de quelques mouvements choréiformes.

Ces troubles s'exagèrent dans les mouvements volontaires ; la préhension est très difficile et le malade lâche facilement les objets qu'il tient. Il existe une hypertonie de tout le membre et des contractures légères des fléchisseurs.

La mensuration donne comme :

	Gauche.	Droite.
	—	—
Longueur : bras.	25	26
— avant-bras	20	23
— main et médius . . .	16	18

Les circonférences sont à peu près les mêmes des deux côtés.

Le *membre inférieur gauche* ne présente pas de parésie notable ; il existe quelques mouvements athétosiques des orteils ; le réflexe rotulien est exagéré, et on produit le clonus du pied gauche assez facilement.

La mensuration ne fait pas constater de différence notable dans le développement des deux membres inférieurs.

La *sensibilité* est abolie pour le tact, diminuée à la piqûre et à la chaleur.

Le sens musculaire est normal.

Le sens stéréognoscique est impossible à déterminer, car le malade a de la peine à tenir et à palper les objets avec la main gauche.

OBSERVATION XV (planche III[1]).

(Publiée dans la thèse de Cheynel, Lyon, 1897).

Hémiplégie infantile gauche ; hypertonie ; attitude athétoïde intermittente du membre supérieur ; légers troubles trophiques musculaires.

R... Lucrèce, vingt-cinq ans, Hôpital de la Croix-Rousse. Service de M. Lannois. Mai 1895.

Père bien portant, mais manifestement alcoolique.

Deux frères et trois sœurs ; un frère et une sœur ont succombé à des affections nerveuses indéterminées.

Personnellement, pas d'incidents à la naissance ; pas de convulsions dans l'enfance ; elle a marché à l'âge de deux ans et demi. Elle a eu la rougeole à trois ans, et après la guérison, quand la malade essaya de quitter le lit, elle éprouva des difficultés à se servir de la jambe gauche. A ce moment, le membre inférieur seul était atteint. Peu de temps après, le membre supérieur du même côté était pris à son tour. Il devint le siège de tremblements, surtout prononcés à la main ; elle était alors incapable de serrer les objets qu'elle saisissait, et elle les laissait tomber fréquemment.

État actuel des membres gauches :

Le *membre supérieur gauche* présente une diminution de la

[1] D'après une photographie due à M. L. Mayet.

force musculaire pour tous les mouvements. Il y a une hypertonie marquée, mais pas de contractures ni d'attitude vicieuse permanente. Si le membre est au repos et a un point d'appui, on y constate quelques légères secousses musculaires involontaires. Si la malade veut soulever le membre supérieur, on voit immédiatement apparaître des mouvements athétoïdes avec flexion et extension forcée des doigts. La main reste parfois longtemps dans une position donnée, surtout d'extension forcée des doigts, ce qui constitue une attitude athétoïde plutôt que des mouvements athétosiques.

A la mensuration on note comme :

	Gauche	Droite
Circonférence : Bras	26	26
— Avant-Bras	20,5	21

Le *membre inférieur gauche* présente une parésie à peine marquée; la malade résiste moins à la flexion de la jambe que du côté droit, cependant elle peut se tenir debout sur cette jambe.

Le pied gauche est déformé ; la face dorsale est fortement convexe; la tête de l'astragale fait une saillie prononcée; les orteils ont une position vicieuse; les phalanges sont en extension, les phalangines et les phalangettes en flexion.

La marche est pénible, le talon frotte le sol et la malade se fatigue très rapidement.

La mensuration donne comme :

	Gauche	Droite
Circonférence : Cuisse.	38	41
— Mollet	31	33

OBSERVATION XVI

Hémiplégie infantile gauche; contractions légères.
Mouvements athétoïdes ; troubles trophiques légers des os.

T... Emilie, dix-sept ans. Consultation des maladies nerveuses de M. le Dr Launois, à l'Antiquaille. Mars 1898.

La mère a eu des crises hystériques et des migraines; pas d'autre antécédent névropathique.

Personnellement, la malade est née à terme, sans accident, pendant le travail; à l'âge de neuf mois elle a eu une affection qualifiée de méningite, qui dura cinq semaines et se termina par des convulsions et une paralysie du côté gauche. Elle n'a commencé à marcher qu'à trois ans. Depuis l'âge de douze ans, elle prend de petites crises épileptiques, et les secousses convulsives prédominent du côté de l'hémiplégie.

État actuel des membres gauches :

Le *membre supérieur gauche* est rapproché de la ligne médiane; la main est fermée avec flexion des doigts, le pouce sous les autres doigts; à certains moments, mais pas d'une façon constante, le poignet est fléchi sur l'avant-bras et l'avant-bras sur le bras. Il existe des contractures notables, mais qu'on peut vaincre cependant assez facilement.

Les mouvements volontaires sont tous possibles, mais la résistance aux mouvements passifs est très diminuée dans tous les sens.

Il existe des mouvements athétosiques nets mais inconstants dans ce membre supérieur.

De temps à autre les doigts se fléchissent fortement et brusquement dans la main, puis se détendent; ils sortent alors, à demi fléchis, sauf l'index et le pouce qui sont étendus.

Les réflexes tendineux sont exagérés.

La mensuration donne comme :

	Gauche	Droite
	—	—
Longueur : Bras.	25,5	26,5
— Avant-bras.	21,5	22,5

Il n'y a pas de différence dans le volume des membres supérieurs.

Le *membre inférieur gauche* présente une impotence assez marquée dans la marche; la malade appuie la pointe du pied et boite très sensiblement.

Au repos, le pied présente un équinisme très accentué et légèrement varus; les orteils, et principalement le gros orteil, sont en extension forcée sur le pied; il y a également quelques mouvements athétosiques des orteils.

La mensuration donne comme :

	Gauche		Droite	
Longueur : Cuisse	42,5	75,5	43,5	78
— Jambe	33		34,5	
Circonférence : Cuisse. . . .	34,5		37	

Les autres mesures sont égales.

OBSERVATION XVII

Hémiplégie infantile droite. Pas de contracture. Athétoso-chorée légère. Troubles trophiques peu marqués.

P... Marie-Claudine, trente-neuf ans. Service des épileptiques femmes, aux Chazeaux (Dr Lannois).

Pas d'antécédents héréditaires notables. Dans la première enfance elle a eu une crise convulsive suivie d'hémiplégie droite, et de cette époque datent les troubles des membres droits; les mouvements d'athétose ont débuté également dans l'enfance. L'intelligence est très peu développée; la malade a pu cependant apprendre à lire assez facilement. Elle est sujette à des crises épileptiques fortes et fréquentes. Il n'y a pas d'aura et les convulsions sont généralisées.

État actuel des membres droits (29 janvier 1900) :

Le *membre supérieur droit* a une parésie de tous les mouvements; ceux qui ont le moins de force sont la flexion de l'avant-bras, les mouvements de latéralité des doigts et d'opposition du pouce.

Au repos, l'avant-bras est en flexion légère sur le bras; il y a également une légère flexion des doigts et du poignet. On constate quelques légers mouvements involontaires, qui augmentent dans les mouvements volontaires, les rendent maladroits et constituent de véritables mouvements choréiformes et athétosiques.

Au moment de l'examen, on ne constate ni contractures ni hypertonie.

La mensuration donne comme :

		Droite	Gauche
Longueur :	totale	69	70
—	bras	30	30
—	avant-bras	22,5	23
—	main et poignet	7,5	8
—	médius	9	9
Circonférence :	épaule	33	33
—	bras	26	28,5
—	avant-bras	23	24
—	main	17	17,5

Le *membre inférieur droit* a un pied légèrement en varus équin. Tous les mouvements ont moins de force que du côté gauche ; les mouvements de la jambe sur la cuisse sont plus atteints que les mouvements du pied.

On constate quelques légers mouvements athétosiques des orteils.

Le réflexe rotulien est plus fort que du côté gauche.

La mensuration donne comme :

		Droite		Gauche	
Longueur :	cuisse	40	78	44	84
—	jambe	38		40	
—	pied	18,5		19,5	
Circonférence :	cuisse	51		56	
—	jambe	30		32	
—	pied	22		23	

La *sensibilité* est diminuée à la piqûre ; elle est normale pour le tact et les sensations de froid et de chaud.

OBSERVATION XVIII (Planche IV[1])

(Publiée par M. Lannois, *Lyon médical*, avril 1898.)

Hémiplégie infantile gauche. — Contractures et mouvements athétosiques. — Hypertrophie du membre supérieur et de la mamelle gauche.

R., Jeanne, dix-neuf ans. Hospice du Perron, salle Ribond. On n'a sur elle aucun renseignement précis. Elle est paralysée depuis l'âge de deux ans et a des convulsions ou des crises depuis cette époque. Elle présente de grandes crises épileptiques ; des crises plus faibles et parfois sans perte de connaissance ; des secousses brusques et violentes généralisées, mais prédominant à gauche.

La malade boite un peu en marchant, le pied reposant cependant à plat sur le sol; le bras gauche est habituellement accolé au tronc, l'avant-bras tantôt en flexion, tantôt en extension, la main le plus souvent en flexion est en pronation forcée, les doigts fortement fléchis avec subluxation du pouce en arrière. Il y a un degré très accusé de contracture, mais qu'il est facile de vaincre.

Cette attitude n'a, d'ailleurs, rien de fixe, car les doigts et les poignets ont des mouvements irréguliers d'athétose. Flexion et extension au niveau du coude ; secousses dans le grand pectoral, qui accolent plus étroitement le bras au tronc, soulèvement de l'épaule par contraction du trapèze, et rotation de la tête à droite par secousses lentes dans le sterno-mastoïdien gauche. Rien à la face en fait de mouvements, mais une légère asymétrie, le côté gauche étant plus petit que le droit.

Lorsque la malade est couchée, le membre inférieur est rigide, le genou en extension forcée, le pied tourné sur le bord

[1] D'après une photographie due à M. L. Mayet.

interne, les orteils en extension. Quelques rares mouvements athétosiques dans les orteils, surtout au niveau du petit doigt, mais pas de mouvements dans les grandes articulations. On ne peut se rendre compte de l'état des réflexes de ce côté à cause de la contracture, mais le réflexe rotulien est très exagéré à droite, où on obtient très facilement le phénomène du genou et quelques secousses de trépidation épileptoïde du pied.

Nous avons déjà dit que la face paraît légèrement asymétrique aux dépens du côté gauche. Au membre inférieur on constate, aux mensurations, que les cuisses sont égales, mais le mollet paraît plutôt un peu plus petit ; suivant les points où on le mesure, on trouve de 1/2 à 1 centimètre de différence. Il n'en est plus de même au membre supérieur, où l'*hypertrophie est au contraire très manifeste.* Si les doigts paraissent semblables, l'avant-bras et le bras ont toujours 1 centimètre de plus qu'à droite, à diverses hauteurs. Le trapèze et le sterno-mastoïdien gauches sont également plus volumineux qu'à droite, et il est facile de voir sur la photographie, que le grand pectoral forme une saillie qu'on ne retrouve pas à droite. Il ne s'agit très certainement pas d'une contracture augmentant le volume du muscle seulement en apparence, mais bien d'une hypertrophie vraie.

La longueur des membres est la même des deux côtés. La face interne du bras, dans sa moitié inférieure, présente une série de vergetures verticales à peu près parallèles.

La force musculaire est égale des deux côtés.

Le sein gauche est manifestement plus volumineux que le droit. Non seulement il tombe beaucoup plus bas, mais il continue plus loin dans l'aisselle que du côté droit. La consistance de la glande est la même des deux côtés. Le mamelon gauche est également beaucoup plus gros que le droit et l'aréole plus large.

Voici, d'ailleurs, les chiffres que donnent les mensurations prises en deux points symétriques, en faisant passer le ruban métrique sur la partie la plus saillante du sein et au-dessous du mamelon.

	Sein droit	Sein gauche
Circonférence maxima.	21	26
— au-dessous du mamelon.	20	23,5
Diamètre de l'aréole	3,4	5,2

La malade est réglée depuis l'âge de onze ans régulièrement. Les organes génitaux ne présentent rien à signaler et le développement du système pileux est égal des deux côtés.

Le développement intellectuel est très retardé.

OBSERVATION XIX (Planche V.)

(Publiée par M. Lannois, *Lyon médical*, avril 1898).

Hémiplégie infantile gauche. Athétoso-chorée du côté atteint. Hypertrophie avec augmentation de la force du côté gauche. Hypertrophie de la mamelle gauche.

J. Antoinette, dix-neuf ans, suit régulièrement la consultation gratuite des maladies nerveuses depuis le milieu de l'année 1897.

Le père qui est habituellement sobre faisait de mauvaises affaires au moment de la conception de la malade et se livrait à la boisson. Il ne paraît pas avoir eu la syphilis. La grand' mère paternelle prenait parfois des crises dans lesquelles elle perdait connaissance. La mère, actuellement âgée de cinquante-deux ans, est bien portante.

La malade est la dernière de six enfants. La première est vivante et bien portante ainsi que le quatrième : mais le deuxième et le troisième sont morts en venant au monde, à la suite d'application de forceps, et le cinquième a succombé au bout de trois semaines.

L'accouchement a été très long, trois jours, dit la mère, et l'accoucheuse fut obligée d'aller chercher l'enfant avec la main.

Dès la première enfance, on s'aperçut que la jambe gauche traînait et faiblissait facilement. L'enfant ne marcha qu'à trois ans et demi. Elle apprit difficilement à parler et ne put se faire comprendre qu'à quatre ou cinq ans.

On savait que le bras gauche était moins adroit et que la malade était très malhabile, laissant facilement tomber les objets. On s'aperçut des mouvements, surtout lorsqu'on voulut lui apprendre à coudre.

A l'examen la malade ne boite pas, mais si elle marche longtemps, elle traîne le pied et a facilement un brusque fléchissement au niveau du genou. Les réflexes rotuliens sont brusques et exagérés; trépidation épileptoïde du pied, mais seulement à droite.

Le membre supérieur présente des mouvements choréiques assez rares mais nets, secousses dans l'épaule, flexion et extension brusques au niveau du coude, fléchissement des doigts dans la paume de la main, puis extension lente des doigts.

Du côté de la face, le sourire amène une sorte de contracture légère de la joue gauche avec fossettes profondes, et à l'état de repos, on voit de petites secousses ondulatoires de la moitié inférieure de la face et surtout de la lèvre inférieure. La moitié gauche de la face paraît d'ailleurs un peu plus petite.

Il y a une hypertrophie manifeste du membre supérieur gauche. Au même niveau les mensurations donnent :

Bras droit . . .	24,5	Bras gauche . . .	26,5
Avant-bras droit	22	Avant-bras gauche	23

L'épaule, dans l'ensemble, paraît plus volumineuse à gauche qu'à droite.

Il n'y a pas de scoliose.

La main paraît plus longue, ce qui n'est pas appréciable aux mensurations et tient probablement à la subluxation des os du carpe et à l'attitude athétosique des doigts, écartés les uns des autres et en extension forcée.

Le membre inférieur ne paraît pas plus fort d'un côté que de l'autre. Toutefois, la malade dit qu'à gauche le cou de pied est plus fort, qu'elle lace moins facilement, que sa jarretière la serre un peu plus.

Il faut noter du reste que la malade prend une chaussure d'un numéro supérieur pour le pied droit.

La force est égale dans les deux membres inférieurs, mais la malade ne peut se tenir debout sur la jambe gauche, les yeux fermés. Aux membres supérieurs la malade, qui est très forte, résiste mieux à gauche aux mouvements forcés. Elle dit d'ailleurs que si le côté gauche est malhabile, il est sûrement plus fort que le côté droit pour porter des fardeaux. Au dynamomètre, 25 kilogrammes des deux côtés ; c'est la mère de la malade qui a attiré notre attention sur l'augmentation de volume du sein gauche ; plusieurs fois elle a dû faire garnir son corset à droite où le sein, sans être gros, a cependant un volume normal. A gauche le sein est un peu moins ferme et descend manifestement plus bas.

	Sein gauche	Sein droit
Circonférence maxima	18,5	25
— au-dessous des mamelons	18	21
Diamètre de l'aréole.	2,8	3,3

La malade est réglée régulièrement depuis l'âge de quatorze ans et ne présente aucune anomalie des organes génitaux ni du système pileux.

Elle n'a jamais eu de crises épileptiques. Elle a bien appris à l'école et a son certificat d'étude. Bon caractère, un peu entêtée, facilement émotive.

La sensibilité est normale partout.

Octobre 1900. — La malade est revenue à la consultation des maladies nerveuses et, en faisant de nouveau la mensuration du membre supérieur, on constate que l'hypertrophie porte sur toute la longueur du membre. Au niveau du poignet gauche, la circonférence est de 16 centimètres contre 15 centimètres à droite. Pour se rendre compte si l'hypertrophie porte à ce niveau en partie sur le squelette, on fait faire une photographie radiographique des mains et de l'extrémité des avant-bras. On constate, à l'examen de cette épreuve, que les os du carpe, le radius et le cubitus sont plus volumineux du côté gauche. A la mensuration sur cette épreuve, on trouve une différence de

6 millimètres en faveur du côté gauche, et cette différence se retrouve au niveau du carpe et au niveau de l'extrémité des os de l'avant-bras, les phalanges ont les mêmes dimensions des deux côtés.

Cette hypertrophie osseuse paraît du reste limitée aux os de l'avant bras et du carpe, et porte seulement sur l'épaisseur de ces os ; la longueur du squelette des membres supérieurs est à peu près la même des deux côtés, le membre gauche serait plutôt un peu plus court.

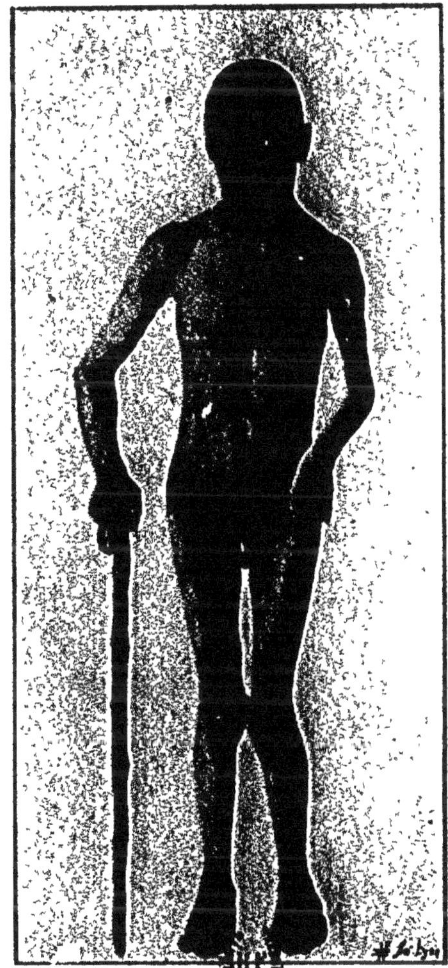

Planche I. (Observation XII).

Hémiplégie infantile gauche. Contractures et attitudes vicieuses permanentes.

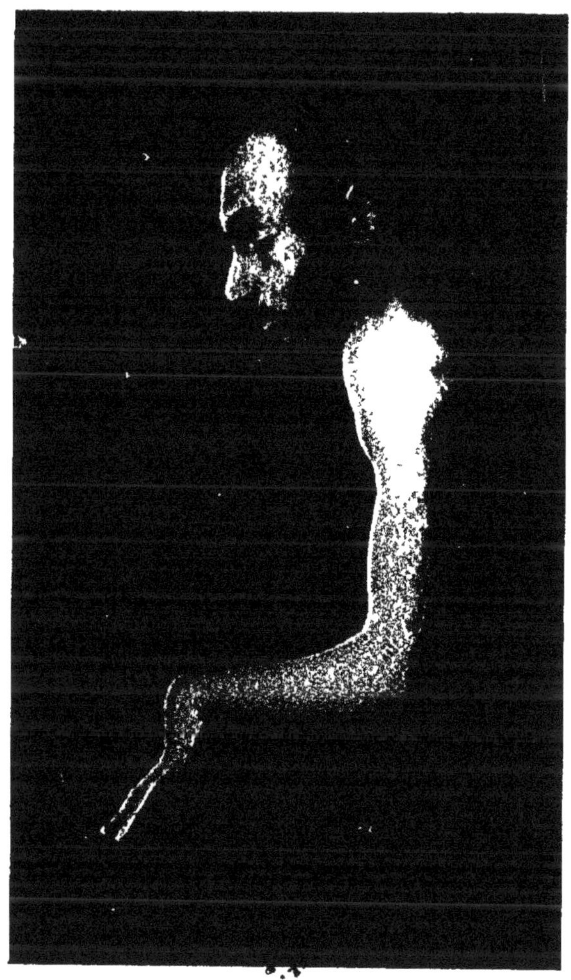

PLANCHE II. (Observation XII).

Hémiplégie infantile gauche. Contractures et attitudes vicieuses permanentes.

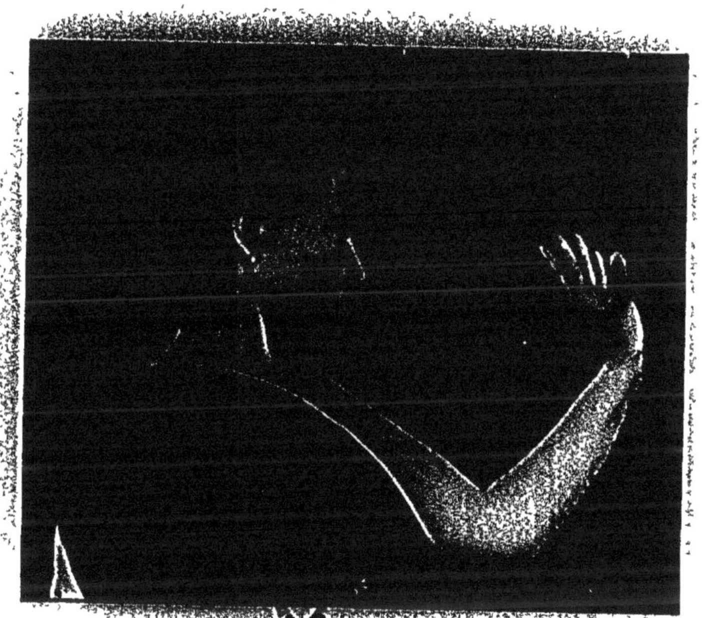

Planche III. (Observation XV).

Hémiplégie infantile gauche avec attitude athétoïde intermittente du membre supérieur.

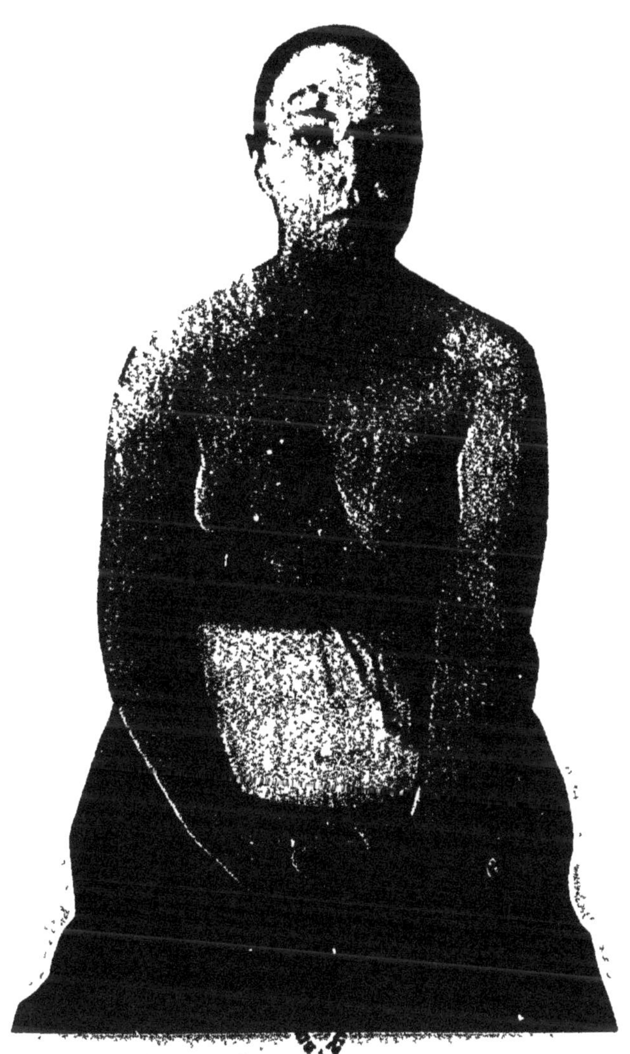

Planche IV. (Observation XVIII)

Hémiplégie infantile gauche. Hypertophie du membre supérieur et de la mamelle gauche.

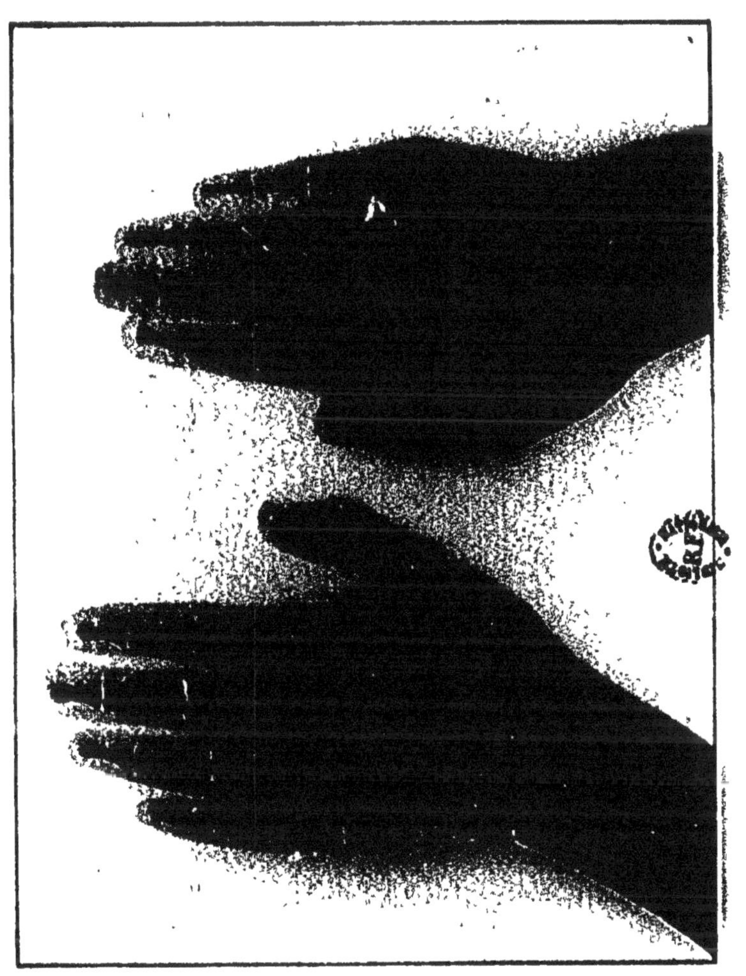

PLANCHE V. (Observation XIX).

Hémiplégie infantile gauche avec hypertophie osseuse par suite d'une inversion en miroir des épreuves radiographiques, la main gauche hémiplégique se trouve à la droite de la reproduction.

CONCLUSIONS

I. Chez les sujets atteints d'hémiplégie dans l'enfance et arrivés à l'âge adulte, on constate dans l'état des membres hémiplégiques, fréquemment des troubles trophiques et moteurs, plus rarement des troubles sensitifs.

II. Les contractures musculaires ou l'hypertonie existent dans la plupart des cas.

III. Dans quelques cas il y a de l'hypotonie de tous les muscles, mais ces cas sont moins fréquents que chez l'adulte (Van Gehuchten).

IV. Dans les cas d'hémiplégie flaccide, les réflexes tendineux sont cependant exagérés et les troubles trophiques existent.

V. Ces troubles trophiques portent sur les muscles et le squelette, mais ils sont légers, assez uniformément répartis sur toute l'étendue des membres atteints, et rappellent, au point de vue clinique, l'atrophie numérique de Klippel.

VI. Les attitudes vicieuses sont dues à des contractures musculaires ; exceptionnellement, elles coïncident avec de l'hypotonie, plus marquée sur certains muscles.

VII. Dans les formes avec contractures, les troubles trophiques sont généralement prononcés et prédominent sur les muscles contracturés

VIII. Les troubles parétiques et trophiques des membres, ou segments de membres, sont moins accentués lorsqu'il y a des mouvements involontaires ayant débuté peu de temps après l'apparition de l'hémiplégie.

IX. Avec des mouvements involontaires assez intenses, ayant débuté avant la croissance du sujet, il n'y a généralement ni parésie, ni troubles atrophiques.

X. Les troubles hypertrophiques coïncident habituellement avec des mouvements involontaires assez intenses. Ils peuvent porter sur les muscles, sur le squelette, et, en dehors des membres, sur les organes glandulaires, tels que la mamelle et le testicule.

INDEX BIBLIOGRAPHIQUE

1842 Henoch, De atrophia cerebri.
1860 Heine, Spinal Kinderlähmung.
1868 Cotard, Étude sur l'atrophie cérébrale (th. Paris).
1875 Vallantin, Hémiplégie chez les enfants (th. Paris).
1876 Raymond, Hémichorée (th. Paris).
1878 Oulmont, Hémiathétose (th. Paris).
1879 Brissaud, Rev. Méd. de méd. et chir.
1880 Bourneville et Brissaud, Arch. de neurologie.
— Förster, Mitheilungen uber die in neuen Dresdner Kinderspital in den ersten beiden Jahren nach seiner Eröffnung zur Beobachtung gekommen Lähmungen (Jahrb. fur. Kinderheilk.).
1883 Pierret, Soc. des sciences médicales de Lyon.
1883 Hadden, On cerebral spasmodic paralysis (Brain).
1884 Gaudard, Hémiplégie infantile (th. Genève).
1885 Richardière, Scléroses encéphaliques de l'enfance (th. de Paris).
— Jendrassik et Marie, Archives de physiologie.
1886 Ranke, Paralysies cérébrales infantiles (Jahrb. für Kinderheilk.).
1887 Abercrombie, Étude clinique sur l'hémiplégie chez les enfants (Brit. med. journal).
1888 Audry, les Porencéphalies (Rev. de médecine).
— Blocq, des Contractures (th. Paris).

1888 Marie, Hémiplégie spasmodique infantile (Dict. encycl. des sciences médicales).
— P. Simon, Traité des maladies de l'enfance.
— Terghigorianz, Hémiplégie chez les enfants (th. de Paris).
1890 Féré, les Épilepsies et les épileptiques.
— Babinski, Gaz. hebdomadaire.
— Feer, th. de Bâle.
— Preobrajenssky, Congrès des médecins russes de Moscou.
1892 Audry, l'Athétose double.
— Rosenthal, Diplégies cérébrales chez l'enfant (th. de Lyon).
1893 Freund, Die infantile Cerebrallähmung (Traité de path. et thér. de Nothnagel).
— Eisenlohr, Beitrage zur Hirnlocalisation (Deutsche Zeitchrift für Nervenheik).
— Lannois, Diplégies cérébrales de l'enfance (Revue de médecine).
1894 Raymond, Affections spasmo-paralytiques infantiles (Progrès médical).
— Gangoufner, Berlin klin. Woch.
— Leblais, de la Puberté dans l'hémiplégie spasmodique infantile (th. Paris).
— Haushalter, Affections spasmodiques de l'enfance (Revue de médecine).
1895 Hartmann, des Affections spasmo-paralytiques infantiles (th. de Nancy).
— Debove, Hémiplégie spasmodique infantile (Médecine moderne).
— Dejérine, Hémiplégie cérébrale infantile (Journal de clinique et thérapeutique infantile).
1896 Schaffer, Pester med. chir. Presse.
1897 Spiller, A clinical study of infantile hemiplegia (Journal of nerv. and ment. diseases).
— Raymond, Clinique des maladies du système nerveux.
1898 Marinesco, Semaine médicale.
— Lannois, Lyon médical.

1898 LANNOIS et BERNOUD, Nouvelle Iconographie de la Salpêtrière.
1897 VAN GEHUCHTEN, Journal de neurologie.
1898 — Semaine médicale.
1899 — Journal de neurologie.
— — Presse médicale.
— JOFFROY et ACHARD, Atrophie musculaire des hémiplégiques (Arch. de méd. exp.)
— STRUMPELL, Deutsche Zeitschrift für Nervenheilkunde.
— PARHON et GOLDSTEIN, Roumanie médicale.
— DANIEL, Atrophie numérique de Klippel (th. de Paris).
— GRASSET, Revue neurologique.
— CESTAN, Syndrome de Little (th. de Paris).
— ZALPLACHKA, th. de Bucharest.
— PREOBRAJENSKY, Revue de Neurologie.
1900 GUENEAU, th. de Lyon.
— RAYMOND, Clinique des maladies du système nerveux.
— CHATIN, Revue de médecine, octobre.
— DEJÉRINE, Traité de pathologie générale de Bouchard.
— LANNOIS et FAVOLLE, Hypertrophie osseuse dans un cas d'hémiplégie infantile avec athétoso-chorée (Lyon médical, nov. 1900).

TABLE

Lyon. — Imp. A. REY, 4, rue Gentil. — 25105

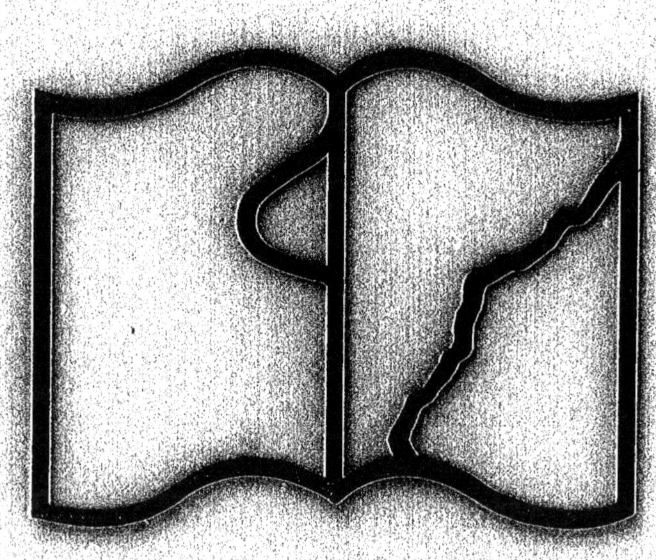

www.ingramcontent.com/pod-product-compliance
Ingram Content Group UK Ltd.
Pitfield, Milton Keynes, MK11 3LW, UK
UKHW012046240726
13965UKWH00003B/1090